牙～

40年名醫的
真心告白

所有看牙的黑洞，讓醫師告訴你

為什麼牙好人不老？
為什麼不能亂拔牙？
為什麼咀嚼能美顏？

梁廣庫——著

時時以病人為念的仁醫

　　韓國有部連續劇「醫道」，在描寫古代一位醫術、醫德極高之名醫的一生。他教導醫生，他醫治病人，只有一個原則：「時時以病人為念」。這位名醫在辭世時，還要徒弟將其遺體解剖繪圖，以增進醫界對人體及器官的瞭解，也進而增長徒弟們的醫術。解剖遺體在當時是駭人聽聞的事，但為了讓醫界對人體有更真實的瞭解，他以命令的方式，要求徒弟必須對他的遺體解剖、繪圖，不得違抗。

　　這齣韓劇，讓我們看得入神，不斷地欽佩、讚嘆，甚至幾乎成為哈韓族。

　　我今年 78 歲，根據本書作者梁廣庫院長書中所說的標準，我算是牙齒頗為健康的人，但仍不時求醫。近二、三十年來，牙齒一有不適，幾乎都是找梁院長，即使人在國外牙痛，也必待回國後，將醫治權留給梁院長。

　　為什麼？因為梁院長，正如韓劇「醫道」裡描述的那位令人尊敬的仁醫——「時時以病人為念」。

我們都知道，病人對醫師尊敬、信賴，常是病得以醫治的重要原因，梁院長就具有這種能耐。他是牙醫及所有醫生的楷模，在目前醫道普遍低落，醫療經濟當道的時代，仁醫梁廣庫，更值得我們讚賞，衷心欽佩。

　　這本書是梁院長執業四十年來的精華經驗，相信對各位讀者必能產生想像不到的助益。保齒護牙的書籍，坊間也有不少，但我更願讀，並推薦這一位仁醫所寫的健齒之道。

前監察院院長

王建煊

醫治了牙病，更治癒了心靈

　　梁院長是一位值得信賴的醫生，也是一位值得深交的朋友，更是一位在基督信仰上值得為神所重用的僕人。我會認識廣庫弟兄，就跟一般病友一樣，是去看病，起初聽他廣東國語的腔調還真有點不習慣。從認識、熟識到深交至今已逾二十五年，深知他不但具有史懷哲愛人助人的胸懷，更是創辦齒道、成為一個主工人的性格，不停於國內外奔波，並在兩岸無私無我地引進各項新的植牙技術培訓下一代。

　　廣庫弟兄不但醫治我的牙病，更是照顧我的心靈，當我在工作上有任何委屈和挑戰，我都向梁弟兄請教，例如在考選部擔任部長時，為了國家考試牙醫師證照是否要比照醫師引進臨床技能測驗（OSCE），梁醫師給了我很多專業建議，甚至我去年（104 年 8 月）是否提前辭去考選部長一職都就教於他；生活中，他更不時地寄給我很多聖經的話語，讓我心靈平安喜樂恩典滿溢。

　　梁院長有高超醫術，更有高尚醫德令人敬佩，如今看到他為

了理念正式出版《牙～40年名醫的真心告白》，能造福無數個病患，實在為他高興，也為牙病友們歡喜。

　　牙齒是人體很小的部位，它咀嚼食物的功能是我們身體重要的能量來源，特別是現代社會趨於高齡化，老年人「缺牙」無法進食，將導致營養不良，更遑論延年益壽，再者，百分之九十的病從牙齒開始，腰痛、發胖、失智等全部與牙齒有關。梁院長是國內最早、最優秀的全口假牙專科權威醫師，他新書中一段話「牙醫師的責任和使命感，不是拼命的做假牙，而是要消滅假牙」，他全心投入病患與民眾的口腔教育，要病患向假牙說「不」。閱讀本書不僅可獲得牙齒保健的正確觀念，有益身心靈的提升，同時基於傳承經驗對牙醫們，本書也正提供了最好的指南。本人十分榮幸樂於為序。

前考選部部長
政治大學法學院教授
台北科技大學智慧財產權研究所教授

董保城

傳揚「齒道」

梁醫師是我 1982 年進入陽明醫學院（陽明醫學大學）的導師，在我大三時，梁醫師離開陽明；如今明白，神所發明的「齒道」已將我們師生關係連繫在一起……2010 年底，一個週一的診所例行性學術會議中，梁醫師首次將他從事牙醫工作三十三年所獲得的啟示，以「齒道」為題教導我們。至今仍清晰記得，初聽到「齒道」一詞時，腦海中馬上想到聖經，記載在約翰福音第一章第一節：「太初有道，道與神同在，道就是神」宇宙萬物各行各業的真理，都是由這個道所建造；包括渺小的我，也因「齒道」，上帝安排我成為牙醫師。

曾狹隘幼稚地以為，牙醫師只是做做補牙拔牙等雕蟲小技，從未想過咀嚼竟與全身健康有如此大的關連。咀嚼力來自於顏面肌肉群，透過上下齒列形成的咬合關係，不良的咬合關係形成不好的咬力，也在日積月累下造成口腔組織的傷害（統稱咬合傷害）。梁醫師說他有一個夢，希望將來年輕的牙醫師不需要再做全口假牙，這一個夢想要實現，必須要有人去傳達：為什麼人會從擁有滿口的好牙，變成「無齒之徒」？了解原因才

能避免悲劇發生。

「齒道」的核心是期許「齒與壽齊，齒壽同康」。簡明地說，人有多長壽，牙齒也能保全使用多久。聽起來理所當然，然而在現今的診斷治療體系中，如梁醫師在導讀中所言：「如果每天牙醫師的工作，仍然是努力拔牙、植牙及裝假牙，我們將會有更多全口假牙病人。」

看到牙齒被破壞的慘狀，或是沒能得到正確的診治，我的心會沉痛，自 2010 年以來，這份感受與日俱增，無能迴避。每一次來到天泉診所看診，面對每一個病人，總是懷著戒慎恐懼的心，怎麼做可以更接近「齒道」？怎麼說牙齒幸或不幸的故事可以讓更多人明白？我懇求上帝賜我智慧、知識、通達，加上持恆的感動與行動，一直述說牙齒的故事……

天泉診所矯正專科醫師
日本北海道大學齒科矯正學博士

楊慧瑛

推薦序
牙齒保健絕不是一件小事

我有好些權高厚財的朋友，居豪宅開名車，可是一瞄見他們的牙齒，就忍不住要勸他們盡快去牙科診治，因為問題已經極端嚴重，可是，他們卻不以為意地繼續慢慢拖延，甚至跟我說頂多拔掉裝個假牙……這些人絕非是蠢蛋，否則也無法成為位高財厚的人物，那麼，他們為何還對擔當身體健康的第一道門戶「口腔」，如此地輕忽呢？

答案很簡單，因為一般人對於牙齒功能密切影響全身健康的相關知識，是極端地貧乏，並不夠注重牙齒健康之道。大部分人可能認為每天勤於刷牙，頂多再加個牙線，就以為有完全照顧好自己的牙齒了，最後的結果是國人缺牙比例極高，認為牙拔掉是小事，可是如果能夠明瞭牙齒對於健康、壽命、生活品質……甚至個人外表的密切影響後，就絕對不會再認為牙齒保健是小事了。

坊間關於如何顧腸胃、美容保養、養生長壽等書籍極多，卻少有一本書籍特意告知我們，這些事與牙齒咀嚼有密不可分的

關聯及發展。牙齒不健康，居然會導致好些病症發生，甚至造成加速蒼老。梁醫師透過畢生經驗與專業知識的累積，將這些知識整理成書，使我們能夠輕鬆地了解齒道科學的重要，不但能幫助自己，也照顧到至愛家人、朋友的身體健康。

我很榮幸地能從天泉牙醫診所的病患變成朋友，此序代表我對梁醫師的感謝，更敬佩他畢生以牙科醫學，做為基督人的殷勤事工，投入長期的鑽研、專精的本事，編著出這一本好書，它不僅是齒道入門書籍，更能帶領我們開始重視身體健康。盼望這本好書能成為大眾居家牙齒保健的知識入門。

台北港引水人
安台中

視病猶親的「齒道」精神

　　認識梁院長四十多年，我們曾經在同一個校園學習，同一個團契服事，也曾經在同一個醫院服務，並住在同一個眷舍。攀了這麼多層的關係，當然是要表明對梁院長的認識有多深。梁院長是一位有遠大願景及抱負的牙醫師，其熱情和衝勁，不是一般人可以相比擬的。打從梁院長選擇以牙齒贗復為其職志起，就一直以病人的牙齒健康為念，慕名前往接受治療的患者，真是無以計數，其視病猶親的精神，是十分令人尊敬的；更可貴的是梁院長總是不吝將其所長所能，無私地傳承與後輩。

　　而今，梁院長將其四十多年的寶貴經驗，化為文字，集結成冊，無非是將其心中的願景付諸實際。這本書使用極淺顯易懂的文字，並且風趣而幽默地描述如何使牙齒健健康康，進而身體也跟著健康起來。一接觸此書，就深深被書的內容所吸引，迫不及待地要將其一口氣讀完。此書的發行，勢將在牙醫界、在民間引起極大的迴響，只要讀過此書的人，肯定會因此受益良多。

彰濱秀傳醫院醫療副院長
國立陽明大學兼任教授
前台中榮總口腔醫學部部主任
前中華民國口腔顎面外科學會理事長
黃穰基

牙齒健康，一生就健康

　　仍清楚記得十多年以前，首次前往台北天泉牙醫診所就診，梁院長詳細替我檢查之後告知：如不立即進行修復治療，三、五年內原生齒可能會逐漸掉光。即便當時我已年過七十，但梁院長耐心且詳細的說明，讓我二話不說接受診治，經歷根管治療、牙周病、裝假牙及部分植牙等治療。此後，也開始這十幾年間與天泉診所、與梁院長的緣分。

　　內人亦同時就診於梁醫師，在梁院長的診治與教學之下，無論是口腔健康還是假牙的狀況都維持得很好。我們夫婦在這十多年漫長治療過程中，認識到梁院長是一位敬業而深具愛心與耐心的超級好醫師。面對病患的種種醫療疑問，總能耐心解說，讓病患消除疑慮、放心接受診治。梁院長這本《牙～40年名醫的真心告白》一書，一如他對診所病患般，鉅細靡遺又不失風趣地描述各種牙齒疾病，解說口腔保健的最佳方法，乃為牙齒病患、甚至一般人所需具備的基本醫療知識，讀畢，方能了解如何預防或配合治療，實為一本推廣牙齒與口腔保健的寶典。

天泉牙醫診所十多年的忠實病友

王石生、邵長雲 夫婦

四十年的牙醫歲月，
全口無牙病友教會我的醫術

五十年前當我還在念中學的年代，有一首老歌，好像是林黛唱的，歌名叫《不了情》。走過四十年牙醫學的教學和臨床診療歲月，我與嚴重缺牙和全口無牙的病友，也是一段「不了情」。

我相信，在台灣大概找不出幾個牙醫生像我這樣，大半生投入假牙修復，治療千千百百的全口無牙或牙齒殘缺、必須全口咬合復康的病人；我也教過許多學生，訓練過無數假牙技師，親手做過難以計量的假牙，在國內外辦過多場培訓課程和系列演講，我一生花在學習和教授假牙的時間，比我與家人子女談話的時間還多。

這些年治療過的無牙病人，上至帝皇將相、軍政大員、豪門權貴，下至販夫走卒、窮困潦倒、罪犯惡人；這許多專業生涯的風花雪月，多半已伴隨年華漸老的記憶逝去。過去許多虛名實利，也都成為過眼雲煙，隨風飛逝。

　　我有許多無牙的白髮知己，每三個月、半年就會定期回診檢查，保養維修假牙，聚一聚、互問寒暑，很多不覺已是二、三十年的老朋友了。有時我會感嘆，我與這些病友半生相交相顧的時間心力，恐怕比他們遠居異地或忙碌事業的子女還多、還深呢。隨著醫病相處的年日愈長愈久，我更深刻體恤到全口無牙患者走向高齡、體衰氣弱、身心俱疲，面對口腔老化的無力、無能、絕望；也能體會子女家屬每天三餐面對雙親父老口殘齒缺、咀嚼無力，長期食不知味的無助和無奈。那個感覺就有點像癌症末期的患者和家屬，茫然無助地面對未來。

　　我每天已經習慣面對和治療各種狀況的全口無牙病

人，工作上似乎駕輕就熟、易如反掌，但心靈中面對患者和家屬這一種愈過愈深的沉重，就像我身上的一根刺，驅使我生發一種願力，要為患者和家屬找尋一條心靈的出路，能明白牙齒疾病與全身健康的前因和後果、前程和未來，將臨的遭遇，因著對本身疾病有更多的了解，才能更坦然、更踏實地面對日漸老化的未來，安度每一天的生活。

醫學統計，台灣大約有 100 萬個全口無牙的病人，在彼岸的中國，則有學者告訴我，約有 1,300 萬個無牙病人。這一本小書，是為這無數個患者和家庭寫的，期望有助於你們現在和未來，能紓解因為對全口無牙疾病的未知，所帶來身心靈的重壓；這一本小書，也是為千萬個在台灣緊守於牙醫師工作崗位上的同道而寫，盼望在你我每天勞心勞力，照護病人的忙碌中，當無閒多向患者和家屬詳盡地解說種種問題時，本書能替代你我回應病患和家屬心中無數的疑慮牽掛。

我更要感謝過去我所治療的千千百百個假牙友人，

是你們肉身的苦難，教導我學習如何能更盡心、更盡性、更盡意、更盡力的服務全口無牙的病人和家屬。最後，我腦海中響起一首詩歌，述說我對這本書出版的感動，這首歌的歌詞說：「獻上感恩的心，歸給至聖全能神，因祂賜下獨生子主耶穌基督，如今，軟弱者已成剛強，貧窮者已成富足，都因為主已成就了大事。」

台北齒道教育中心負責人

梁廣庫

Contents

Chapter 1
台灣面臨的缺牙危機

Chapter 2
年輕十歲的關鍵——「咀嚼」

Chapter 3
牙科醫生，也管整容 ?!

附錄

齒道，牙齒不老的故事

　　小學六年，中學六年，高中補習班一年，大學六年，研究所三年——從小學到研究所，我讀了二十二年的書，最終成為一位牙醫師，不，說得更精準一點，是在那個台灣還沒有牙科專科醫師制度的年代，我成為一個假牙專科醫師，也是第一個在美國讀完假牙研究所，拿到學位後又回到台灣的假牙專科醫師，那是在1978年。此後，我又花了三十七年的時間，年復一年，月復一月，日復一日，看了無數的假牙病人，做了無數好好壞壞的假牙，並且訓練了許多技工學製假牙，在門診中培訓許多年輕的醫師做假牙，在大學教了多年的假牙課程。

　　簡單說，我的一生，都是假牙，也差不多只有假牙，我的腦袋中思考的都是假牙，我的話語中差不多離不

開假牙；我的親朋好友都知道，我的人生就是假牙。

　　有時會聽到我的病友說：「梁醫師，你要活久一點，不要比我先死，要比我長命。」我知道他們的意思，是要我繼續做假牙，怕我有一天無法再幫他們做假牙。我很感謝這四十年來，許多不辭勞苦，從天南到地北，來到我的診所、給我機會做假牙的病人，是你們教我怎樣做更好的假牙，也讓我知道，哪些是我做不好的假牙、不可能做好的假牙。我稍感安慰的是，這些年間很多病人告訴我，我做的假牙能幫助他們每天好好地吃三頓飯，也感謝我做了那些最終能陪伴他們父母躺在棺木中的假牙；我也得承認，我比一般牙醫師做了更多病人不能滿意的假牙，假牙是我生命的喜樂，生命的冠冕，也是我生命中的榮辱與哀愁。

牙醫師的使命

　　雖然我從沒說過，但我相信，我比全世界大多數的人都更了解假牙，更了解假牙病人的悲與喜，苦與樂，哀與愁。同樣，我也能理解和體會一個醫生面對假牙

病人成敗的悲與喜，樂與愁。我曾有一個年輕的員工，他為我禱告，求神讓我活到一百二十歲，可以做更多的假牙。因此，我自覺有一個使命，在我未來人生的六十年中，要把我所學到、所知道的假牙故事，告訴更多的人，並且祝福正在閱讀本書的你，到老年時不用戴全口活動假牙。我有一個夢，就是期望台灣下一代的牙醫師不用再做全口假牙，因為再也沒有全口牙齒都拔光光的病人。

過去四十年裡，我義無反顧、理所當然地做了成千上萬的假牙，直到近年我才明白：牙醫師的責任和使命，不是拼命作假牙，而是要消滅假牙、保住真牙！若想要台灣沒有全口無牙的病人，就要像全民抗 SARS 一樣，研究抗 SARS 的方法，而不是全民膽顫心驚，應該在日常生活中就先預防 SARS 的發生。如果病人和牙醫師都能有一致的共識，一起努力從民眾年少的年日開始，就保住每一顆病人口內的真牙，不輕易拔下任何一顆牙齒，在未來，才能讓老人們都擁有一口健齒，都不用裝全口假牙。這不是神話，聽說在瑞典，

八十歲的國民平均都還有二十五顆真牙；美國人到八十歲平均還有十五顆真牙；日本人在 1985 年平均只剩七顆。我們台灣很慘，很多人牙齒的平均壽命只有六十五歲，有四分之一的老人牙齒拔光光，跟不上台灣人民的平均壽命八十歲。

日本政府從 1985 年開始推動八〇二〇國民健康政策，就是希望日本國民活到八十歲的時候，還能有二十顆真牙，三十幾年過去了，日本國民的口腔健康，有很大的進步，日本也成為全世界最長壽的國家，女性平均壽命快到九十歲。在台灣，國民還不用到八十歲，只到六十五歲，就有近四分之一的人是牙齒拔光光、全口無牙的病人，我們的全民口腔醫療還有很長很長的路要走，這其實不是牙醫師數目有沒有達先進國家水準的問題，也不是政府補助老人免費裝一些缺工減料的活動假牙的問題，是我們牙醫師到底每天在做些什麼的問題，只要我們牙醫師繼續像目前一樣，每天努力地拔牙、拼命地植牙、裝假牙，我們就永遠會有更多全口假牙的病人。

努力實現不可能的夢

我當然希望神能聽到我那年輕員工的禱告，讓我能再活六十年；不過，希望這之後的六十年，不用繼續做全口假牙！我知道這是一個不可能實現的夢，這個夢要能實現，不能單靠少數人的願望，需要全民運動，大家一起來！但要從哪裡起頭呢？我想了許久，大概只能從讓更多的牙醫師說故事開始，正式的講法是病患教育、民眾口腔教育。

天泉牙醫診所的願景，就是全體醫師、護理師、技工師一起來說假牙的故事。過去，我們與許多牙醫師一樣，每天都希望有更多的假牙病人，說實在其實有些矛盾，每間醫院診所要生存，當然都希望有更多病人，沒有醫院希望門可羅雀；但從 2011 年開始，我們希望在天泉診所治療了二、三十年的老病友，不會變成全口無牙的病人，於是，我們開始向病人訴說牙齒和假牙的故事，希望不間斷地流傳下去。

我們把這些故事總稱為「齒道」。每一個人文、科學、藝術、宗教的領域，都有他最核心的精神和價值，

像花道、書道、武士道、劍道、茶道、師道……等。但牙醫的學習領域，過去數十年都停留在醫術的層次，像正顎手術、微創植牙、雷射美白、瓷鑲面等，等而下之則是醫材的層次，包括器材和耗材，如骨粉、再生膜、全瓷牙等，我們需要有人開始談「牙齒之道」。

令我最欣慰的是我診所中有一小群醫師、技師和護理師同事們，他們不單單每天陪著我看永遠看不完的假牙病人，並且還幫助我整理和編寫許多資料，讓我可以講假牙的故事，謝謝你們：婉婷、佳純、惠真、筱妮、瑭芸、雅雲、孟蓁，還有診所從大學就認識四十多年的青華醫師、旭昇醫師、慧瑛醫師、澤達醫師、慧心醫師、玉芬醫師、鴻旗醫師、秋香醫師。以及在我牙醫專業生涯中，給過我幫助的式康醫師、保瑩醫師、崇民醫師。

感恩！我們一起來說牙齒不老的故事！

Chapter

1

台灣面臨的
缺牙危機

牙齒是全身上下最操勞的器官，每天都超時工作，吃三餐、喝飲料、嚼口香糖，有時晚上睡覺還磨牙！它過度勞累，卻沒人關照，長期下來口腔疾病自然產生。

　　台灣人牙齒的平均壽命是六十五歲，遠遠低於我們的平均壽命，「老了掉牙」是台灣人可想而知的未來危機。

01
缺牙，真相大白

現代人的生活步調過於緊湊，在如此快節奏下，連飲食都講究效率。和同事、朋友吃飯的時候，我幾乎是最慢吃完的那一個人，偶爾有朋友開玩笑：「院長呀，你念過軍校，不是應該習慣十分鐘內解決一餐，怎麼還能這麼優雅自在呢？」

回頭想想就讀國防醫學院的那段日子，軍旅生涯裡「守時紀律、服從規矩」是每位軍校生自入伍、新訓起不容質疑的律定生活。的確，過去享用部隊伙食的大鍋菜，或者適逢年節加菜，無論美味與否，一旦用餐時間過了，餐廳便熄燈、收菜，弟兄們則趕著集合參加榮團會、晚點名等，往往位置都還沒坐熱，隨便

扒個幾口飯菜吞下，用餐時間絕不超過二十分鐘。經過幾年下來，慢郎中都會變成閃電俠！

畢業後至美國進修義齒修復，拿到學位和專科證書即返台，開始了我的看診人生和任教生涯，再回母校授課時，偶爾經過學生餐廳，還是能聽到因為用餐加速，鋼盤碗筷此起彼落的碰撞聲。但三餐囫圇吞棗，不單只在部隊中發生，我們捫心自問，自己一餐究竟花了多少時間？缺乏了細嚼慢嚥，除了腸胃容易消化不良，其實跟咀嚼咬合也很有關係。

⌣ 缺牙、無牙難道真的這麼稀鬆平常嗎？

執業三十多年來，看過許多缺牙、無牙的患者，包括和自己同齡的病人、同窗老友等，牙齒都一顆顆落下。同學會時，同期班的各科醫師們總會說著哪顆牙是假的、哪顆牙才是真的，因為太忙沒時間好好顧牙齒，就讓人給拔了換顆新的，再不然就是缺著一顆好像也沒什麼大礙，諸如此類的問題。這樣的情況真的

那麼正常嗎？

　　鄰近國家的日本是全世界最長壽的民族之一，醫療衛生政策中對於國民口腔保健、牙齒照顧不遺餘力。厚生省（相當於台灣的衛生署）曾經在西元 1985 年喊出「八〇二〇」政策，意思是希望國民到了八十歲時，還能保有二十顆牙齒；這個口號雖然簡單，但推動起來卻需要極大的規模，上從中央到地方、城市到鄉村，從立法到執行，缺一不可。由此可見日本對政策細節

梁醫師這麼說

🦷 日本人長壽的秘密：八〇二〇政策

八〇代表的是日本人的平均壽命，二〇則是因為老人家至少要擁有二十顆自然牙，其飲食才比較沒有障礙。這些達成「八〇二〇」的老人家，在年輕大多都沒有咬合不正和缺牙不補的問題，牙齒長時間都保持在健康的狀態，健康的口腔加上良好的咀嚼能力，也間接刺激了老人家們的腦力活動，讓老人家們不但長壽，看起來還比實際年齡年輕好幾歲！

的注重。舉例來說：**幼童著重的是防止蛀牙及排列不整齊；青、壯年人口是注重在牙齒矯正；中年族群則是預防牙周病，尤其是四十至五十歲這個階段是關鍵，若口腔上有任何的問題，一定要及早徹底治療，才能奠定更穩固的根基，讓老年生活有齒有終。**

光聽口號，可能會以為是專門照顧長者的福利制度，但這是一個國家對於醫療衛生基本人權的重視。人，只要活著一天，就應該將全口牙齒健康視為健康指標之一。經過三十多年到現在，我仍然和日本牙醫師頻繁接觸、請益，每每看到他們說起自己國家的長者，多數仍有一口健康的牙齒時，臉上那自豪的神情，以及視牙齒掉光為「重大傷殘」的態度，我就羨慕不已。台灣這方面持續教育的觀念上亟待改進，在我的門診經驗裡，六十歲的銀髮族大約每十位就有一位是全口無牙患者，我一輩子都在看著這些老朋友們一個個掉光牙，感同身受。這是國家的警訊，必須家家重視，無法只靠牙醫師守護，否則，若家中長者全口無牙，全家在未來歲月中得付出很高的心力代價。

擁有自己的牙齒很重要，很重要，很重要

日本人將長壽與否和保有真牙的比例綜合檢視，是因為他們從小養成正確的觀念，這才是關乎全人健康之準則；反觀台灣，在年輕時少了一兩顆牙齒經常不以為意，反正，永久齒總共三十二顆，少了一顆也沒差。但是，我常常問那些缺牙不補、造成剩餘牙齒磨耗過度的患者：「你會開車嗎？一輛車子有四個輪胎，如果少了一個輪胎或其中一個輪胎有些問題，你是不是會馬上更換新的輪胎或修理至安全無虞才敢上路呢？」那為什麼對於缺牙問題，我們卻如此忽視，甚至置之不理，認為理所當然可以靠其他牙齒替代其功能呢？

多數台灣人沒有老年時要保有自身牙齒的概念，追根究底，是出在我們未將「全口無牙」視為重大傷殘。更別說許多牙醫師也認為「缺牙再植牙」、「不需要保留真牙」的方法快速又不費功夫，且患者滿意度又高，醫病雙方皆大歡喜！這是一個大警訊，這在在顯示了我們不夠體認和重視全口無牙對病人和國民身心

拔除牙齒是傷害的開始

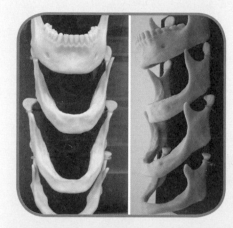

由上而下可看出拔除牙齒後，下顎骨會逐漸吸收，尤其首半年骨流失量最大。

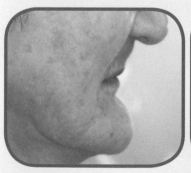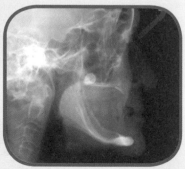

無牙就無骨，沒有牙齒後牙床範圍減少，愈來愈窄，愈老愈平。

健康傷害的嚴重性，國人尚未養成根本上的齒健保養之道，往往壞一顆就補一顆、不能補就拔一顆、見一顆爛牙就做一顆假牙，最後愈補愈多顆！今日浮現的問題只是冰山一角，短期看似高效率的治療，並非長久之計。

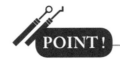

POINT !

每個年齡層應注重的口腔保健不同，尤其四十至五十歲是老年時能否保有自身牙齒的關鍵時期，一有狀況就需求診根治。

🦷 高效率，好得快？

從醫四十年來，我始終致力於推廣咬合康復和齒病預防觀念，但在台灣牙科臨床專業發展的過程裡，愈來愈偏重「高效率解決問題」的能力，不只牙醫師被如此教育，就連患者也以「速成」來選擇牙科診所。在這個高效率社會，只要壞了就拔除、換顆新的，都比琢磨再三、耐心修補來得討人喜愛；好比植牙，有時可能不一定符合自身的治療需求，價格貴一點無所謂，只要平日不用花精神維持就好，新牙不見舊牙哭。

做假牙、植牙等先進技術引進後，世人彷彿看到齒界的新希望降臨，人人都去植牙、做假牙，但近幾年門診中卻看到太多植牙失敗，最終仍舊走上全口無牙的案例。**少了牙，其實就像人的手腳斷了之後只能裝上義肢，這是不得已的補救措施**；說到底，如果能夠事先預防，讓手腳完好健在，這才是上上之策。

植牙到底是什麼？

說到植牙，一般人的想像就是植入一顆牙，像是原本真牙的替身，但實際上到底是如何治療的呢？

就技術面而言，植牙必須先動個不算小的手術，先將鈦金屬材料的人工牙根「種」到牙床骨裡面，人工**牙根與牙床骨整合的時間因人而異，骨質較緻密的人通常需要三至六個月、骨質較鬆軟的長則六至十二個月**，以牙床骨高度和密度作為植入的基底，達到一定的標準才能接續下一步。等到人工牙根的基座穩固後，醫師會將人工牙冠的基台鎖上，等待大約一至二週，才能製作和安裝牙冠，才算完成植牙。

其中，**骨量要足**，指的是植體周圍至少要有 1 至 1.5mm 寬度的骨質，才不會在承受咬合力時造成骨質**吸收萎縮**，舉例而言，若植體直徑 3.5mm，需要至少 5.5mm 的牙骨厚度才能保持長久穩定。而周圍的牙肉也必須「夠寬」、「夠厚」，以後牙為例，角化牙齦寬度至少要 2mm，厚度至少要有 3mm，刷牙才不會不舒適，也比較不易引起牙骨萎縮。若是門牙，那麼牙

骨至少要超過 6.5mm，角化牙齦也要更寬，才能達到
牢固與美觀效果。

　　所以，少骨少肉的人若仍選擇植牙作為治療方式，
不能貪快，應該先經由手術補骨質、添牙肉。因為整
個療程短則三個月，長則半年一年，每一次切開牙肉、
植入人工牙根等步驟，患者都需要維持良好的骨質健
康和手術所需的體力、攝取足夠營養；但往往老年人
骨質疏鬆流失、牙床骨量不足，根本無法植牙，即便
勉強植入，根基不穩、長期效果也不理想、不牢固，
這就是臨床上許多患者就算植牙了，幾年後仍然面臨
缺牙危機的原因之一。

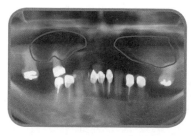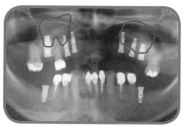

在鼻竇空腔注入人工骨粉形成植牙骨，是植牙的基礎手術。

高效治療效果不佳，定期檢查才是上策

我們並不完全否認植牙技術的可用性，它是修復缺牙治療的選項之一，但最重要的是什麼時候該植？哪一種患者才適合這樣的治療法？如果連牙醫師都沒有正確觀念，又怎麼能希望患者仔細刷牙、無論如何都要把真牙留下來呢？若是請患者反覆至診所「進廠做保養」，有時反而會被視為浪費寶貴時間，甚至被誤會：「這個醫師是不是想要多賺一點掛號費，所以才要我來那麼多次？」殊不知，除了每天都要仔細照顧口腔健康狀況外，更要定期讓醫師檢查；難道，平常開車時都不用擦拭鏡面玻璃、不用檢查胎壓？遇到問題才希望整組換新的，到頭來怪罪仔細檢修的車廠動作慢、坑錢、沒效率，似乎是倒果為因了。

那什麼才是最不花錢、最基本的自我保健法呢？答案是：**均衡營養攝取——這就是培養骨質、健全口腔組織最好的方法！**可惜卻少人重視。營養攝取和全身新陳代謝有關，組織修復以及體內環境的恆定都需要靠營養物質維持，若缺乏營養，會造成抵抗力降低而

引起感染;同樣地,牙周組織對於發炎和破壞的抵抗
力也會降低。

　因此,無論有沒有牙齒、口腔問題,口腔組織都需
要足夠的營養;沒有營養,就沒有足夠的體力和健全
的組織面對下一階段的治療,年輕時也許情況不嚴重,
但隨著年紀增長,營養攝取能力也逐漸下降,身體的
自我恢復能力也會變差。坊間少部分牙醫師以快速植
牙、無痛作為號召,但是骨質不良、年紀過大的人若
冒險嘗試,當下雖然會成功,但日久植體周圍發炎、
膿爛的機率非常高,所以治療前勢必要多加考量、詢
問專業醫師的意見。

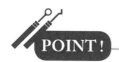

POINT!

植牙、做假牙雖然看似效率好又能解決症狀,
但並非萬靈丹,應評估自身狀況,與醫師討論
出最適合自己的治療方案。

02

牙齒壽命知多少

在台灣，老人家最常見的殘廢疾病是一個大家想都沒想到的病，很多人會猜：是眼盲、耳聾？還是洗腎、三高？這些都不是正確答案，老年人最常有的殘廢疾病，其實是——全口無牙。我常笑稱，假牙專科醫師的人生，就是老伴成群，我的病友們大部分都是老年人，因為牙齒治療深交多年，我看著他們的口腔不老，而他們看著我毛髮漸稀。人體老化是必然的，它是人人要面對的現實，它也是絕大多數人沒準備好、大多數醫生也沒有準備好，就已經開打的戰爭。

台灣人平均壽命是八十歲，但許多人牙齒的平均壽命卻只有六十五歲，你準備好面對了嗎？

🦷 快速老化的台灣，快速老化的牙齒

要談到齒壽，得先看看人壽。台灣人口老化問題堪稱全球之冠，和日本十分相似，台灣從「高齡社會」進入「超高齡社會」的速度更比其他國家快上許多，法國需時一百一十五年、瑞典八十五年、美國七十三年、英國四十七年、德國四十年，台灣則不到短短十年。**國家發展委員會就曾預估：西元 2025 年台灣將正式進入超高齡社會。**

根據世界衛生組織（World Health Organization，簡稱為 WHO）的定義，若一個國家內，六十五歲以上的人口佔總人口比例達 7％以上，即稱為高齡化社會（aging society）；達 14％則稱為高齡社會（aged society）；20％稱之為超高齡社會（super-aged society）。人口老化已是全球化現象，更代表著人類社會結構、生活形態的重大改變。

未來人口有三分之一是老年人

　　如果依照世界衛生組織的定義，台灣早在 2011 年時，老年人口就已達 10.8％，除了繼續朝向高齡社會邁進、持續「老化」之外，根據行政院推估，台灣將可能在 2018 年時，老年人口比例超過 14％，正式進入「高齡社會」；至 2026 年時，也就是十年後，老年人口比例將超過 20％，達到「超高齡社會」的標準，甚至再過三十年，到了 2056 年時，老年人口就可能增加至 37.5％，全國有三分之一的人都是六十五歲以上的長者，在人口結構上嚴重失衡，中壯年人的社會負擔將愈發加重。

　　老化人口的急遽增加，傳統的社會福利制度將面臨新的挑戰，由於多數人民可能在財富累積上尚未以相同速度成長，所以老化現象將對個人經濟和社會負擔造成很大的衝擊。政府相關部門若無法提出有效的改革措施和決策，像是年金、提高生產力、延長退休年限以及正視照護需求等，那麼，國家財政和經濟上勢必出現危機。與健康最相關的老年醫療照護資源相當

台灣人口老化問題嚴重

　　台灣近年來人口快速老化，1993 年至今二十三年間，人口老化百分比成長近 7%，不久將達到高齡社會，專家預估未來十年內，將迅速轉為超高齡社會，必須嚴加重視這個問題。

年度	台灣社會	老年人口數	百分比
1993	高齡化社會 (ageing society)	248 萬名	7%
2018	高齡社會 (aged society)	361 萬名	14%
2025	超高齡社會 (super-aged)	475 萬名	20.3%
2060	壓死人社會？	764 萬名	41.6%

有限，生命的長度增加之後，生活的質量卻沒有對等
提升，失去厚度的乏味人生將不再「老有所終，壯有
所用，幼有所長，鰥寡孤獨廢疾者皆有所養」。

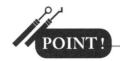

POINT！

快速老化的社會代表老年族群快速增加，口腔
保健絕對是另一個需要注意的重點。

🦷 全口無牙＝殘障？

　　而老年人口的口腔健康狀況，則是下一個潛在的危機。雖然國人的平均壽命越來越長，女性已達到平均八十二歲，男性也有七十六歲，但顯然很多老年人的牙齒壽命卻無法與人的壽命一樣健康長壽。人人都想老年時仍保有健康，期望可以安享晚年，對於到老時的眼盲耳聾大家都很在乎、關注，但對於牙齒掉光、被拔光口殘，這樣全口無牙的情況，卻絲毫不放在心上，彷彿是件正常的事。

　　「全口無牙」，顧名思義就是指上、下牙床中，牙齒全部拔除後的口腔殘障狀況！患者無法有效咀嚼食物，說話發音不清楚，這時需要牙醫師幫助製作一副全口活動假牙代替缺失的牙齒，才能恢復咀嚼、發音和顏面輪廓的功能。**全口無牙其實應被認定為一種口腔殘障狀況**，身體器官的殘缺，醫學上稱為殘障，眼睛看不見了稱作視障；耳朵聽不見的是聽障；缺了手腳則稱肢障，這些都被台灣政府認定為國人身體的殘

疾，也都受國家殘障福利法的醫療福利照顧，發給殘障手冊。但是，請仔細看一下 P.47 的類別種類，台灣人牙齒掉光光的口腔器官殘障傷害，上至政府、下至患者個人，都沒有意識到這其實是很嚴重的「健康殘障」。

我們都將成為無牙世代？

那麼全台灣的銀髮族，有多少人到了頭髮花白的年紀時，將成為「口腔殘障人口」呢？

在世界各國的全口無牙盛行率統計中，八十歲以上老年人全口無牙統計以紐西蘭最高，達到 84％，台灣則依據不同學者研究報告及地區差異，八十歲以上老人無牙率達 34 至 69％；六十五歲長者竟達 25％。若說台灣在二十年後每四個人當中就有一位是老年人，那麼四位老年人之中，將有一位是全口無牙患者，成為口殘人士；換言之，**你我在邁向老年時，會有超過四分之一的機率掉光所有牙齒。**

台灣身心障礙者的類別

下表為台灣對身心障礙者的類別，失去五感、四肢，甚至是重要器官都算是器官殘障傷害，但同樣是失去身體中的器官，喪失全口牙齒卻不能稱之為殘障。這或許能視之為國人對口腔保健的不重視。

視覺障礙	聽覺或平衡機能障礙	聲音或語言機能障礙
肢體障礙（上肢）	肢體障礙（下肢）	肢體障礙（軀幹）
顏面損傷	植物人	失智症
自閉症	染色體異常	先天代謝異常
其他先天缺陷	多重障礙	慢性精神病患者
智能障礙	頑型（難治型）癲癇症者	因罕見疾病而致功能障礙者
心臟失去功能	肝臟失去功能	肺臟失去功能
腎臟失去功能	造血機能失去功能	吞嚥機能、胃腸、膀胱失去功能

正確的牙齒保健觀念，是每個人在從小到大的成長過程中，要花心力去維持的；完整健康的口腔牙齒咬合，不應隨意將任何一顆牙拔除，也許有的人認為：「牙齒有三十多顆，少一顆會怎麼樣嗎？」事實上，**每顆牙齒都是獨立的器官，無論是門齒、犬齒還是臼齒，且皆有其各自的功能，缺一不可**，若不重視，結果就是愈缺愈多顆，到最後缺了一半或全口無牙，便會影響進食、咀嚼、發音、自信，那就真的「會怎麼樣了！」所以，如果到了中年，牙齒開始出現問題時，像是刷牙易流血、牙齦浮腫有觸痛感、牙齒鬆動或逐漸開散移位，與牙齦有縫隙產生等問題，就要能救則救，努力醫冶鬆動的牙齒，盡快修補已拔除、有缺牙的齒列，才能保住真牙的長治久安。

認為「反正拔光後可以裝活動假牙、或可以植牙」的觀念是不正確的。無牙、缺牙、排列不整齊，不只是影響外觀，更因為牙齒是重要發音構造之一，咬合及發音不正常都可能造成溝通障礙，而使得人際關係受阻、缺乏自信。以我的二姊為例，她從小到大都非

各顆牙齒的功能

　　正常成人在不包含智齒的情況下共有 28 顆牙，每顆牙各有不同功能。以下為各顆牙所負責的主要工作。智齒為第三大臼齒，並非每個人都會萌發。

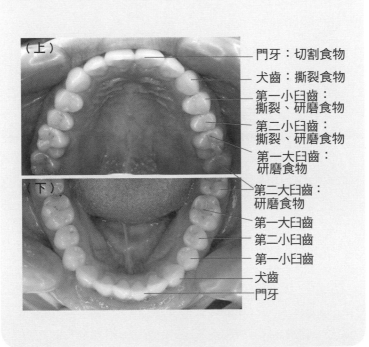

（上）
門牙：切割食物
犬齒：撕裂食物
第一小臼齒：撕裂、研磨食物
第二小臼齒：撕裂、研磨食物
第一大臼齒：研磨食物
第二大臼齒：研磨食物

（下）
第一大臼齒
第二小臼齒
第一小臼齒
犬齒
門牙

常優秀，從來沒有考過第二名，個性也很好相處，可是卻不多話，只要一開口就習慣性地舉手，用手遮著嘴，很是害羞。直到後來，我成為牙醫師，才知道她門前兩顆牙齒是暴牙，現在她都七十多歲了、牙齒都掉了，潛意識裡仍覺得自己的牙齒不好看，很羞愧。可見牙齒問題也可能影響人格健全的發展，真的不只是咀嚼的問題。

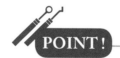

POINT !

每顆牙齒缺一不可，一旦牙齒出現異狀，就應該盡快修補；戴假牙、植牙都是情非得已，保有自身真牙才最重要。

全口無牙造成牙床吸收、咀嚼無力

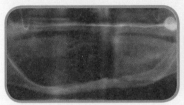

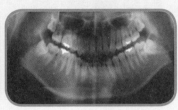

無牙顎   有牙顎

　許多缺牙超過二十年的病人，牙齒拔除愈久，牙床骨吸收就愈嚴重，顏面肌肉失去附著，日漸萎縮，造成臉肌無力，即便用再好的假牙，仍無法有力咀嚼。

全口無牙患者面容的演變

面部肌肉皮膚
失去顎骨支撐

↓

肌肉萎縮、
血液循環不良

↓

咬力衰退、
無法使用假牙咀嚼

↓

面部肌肉
皮膚老化、長皺紋

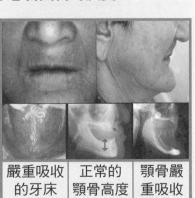

嚴重吸收的牙床	正常的顎骨高度	顎骨嚴重吸收

03
你逃得過這樣的
口內風暴嗎？

　　在診所中，常常聽到病人哭喪著一張臉表示：「醫生，我明明每天都有刷牙，為什麼還會蛀牙、得牙周病？」我必須一再地強調，**口腔保健不能只停在刷牙、用牙線上，因為這只是最基本、最簡單的清潔維護常識**。很多時候，你照著從小學校老師、政府宣導的觀念，乖乖地三餐飯後漱口刷牙，以為自己就能從此免於牙病摧殘的同時，在口腔某處你不知道的地方，正隱藏著引起口內風暴的因子。如同日本實施的八〇二〇政策，就針對不同年齡層宣導不同的口腔保健重點，其中，最常被人忽略的，就是牙周病及缺牙的咬合傷害。

🦷 牙周病害人不淺

　　唐朝文學家韓愈曾在《落齒》詩中這麼寫：「去年落一牙，今年落一齒。俄然落六七，落勢殊未已。餘存皆動搖，盡落應始止。」又提及：「人言齒之落，壽命理難恃。」掉牙並不盡然是老化的現象，自古至今可看出先入為主的錯誤觀念。其實，**牙齒的壽命會比人的生命還要短，另一個重要因素就是「牙周病」**。在經濟開發、醫療進步的國家，雖然全身性疾病的防治已有顯著的改善，但牙周病發病率一直居高不下，且伴隨著人口老化而演變得更為嚴重，導致永久齒鬆動，最後遭拔除。

　　牙周，是指牙齒周邊組織，包括牙齦、齒槽骨、牙周韌帶、牙骨質，如果這些地方受到細菌侵蝕而發炎，就會從輕微的牙齦炎（像是牙齦變得紅腫、牙刷一碰就滲血等等），變成可能嚴重侵蝕骨頭的牙周炎，這就是我們經常聽到的「牙周病」。輕微的牙齦炎可藉由加強口腔清潔、超音波洗牙來治療，但病患時常會

因為症狀暫時消失而輕忽不理睬，長久下來，等到細菌侵蝕到骨頭後，齒槽骨遭到破壞、吸收，就像大樹的樹根因為土壤流失，沒有穩固的地基一樣，牙齒會開始鬆動、移位，可能就得面臨拔除的命運。更嚴重者甚至會因為細菌感染至其他顆牙齒，最後演變成全口牙都必須拔掉。

牙周病與全身健康的關係

由於口腔內存在著約五百多種細菌，但毒性因個人口腔環境不同，也會因自身的抵抗、免疫力而不同。所以，牙周病發病率高不只是因為症狀不明顯、不易

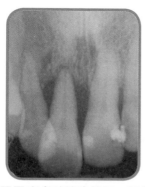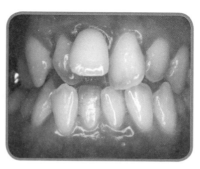

牙周病會破壞齒槽骨，牙齒逐漸位移 (本病例為 28 歲)。

牙周病的形成原因

　　牙周病最嚴重的狀況就是拔牙或者掉牙，主要成因其實很簡單，就是口腔清潔度不足，最常見的是齒列不正造成刷牙刷不乾淨。

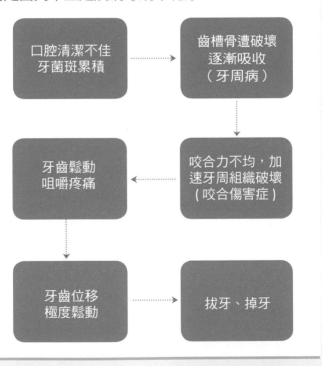

發現等，甚至還與家族史、遺傳基因有關。如果在年輕時就罹患牙周病，應該趁早治療，不要拖到晚年，因為牙周病造成的缺牙情況，會影響牙齒的序列咬合能力，舉例來說，若後排牙齒掉了卻不予理會，那麼待時日不遠的某天，會赫然發現前排牙齒竟變得排列鬆散、參差不齊，這是因為失去後牙支撐的前排牙，承受了更多咬食時的強力衝撞，情況嚴重的話，門牙還可能會向前爆出開散，影響顏面輪廓，在外觀上影響至鉅。

更有醫學研究發現，牙周病跟全身健康也大有關係！根據統計，**牙周病患者中風或心肌梗塞的機率是一般人的二至三倍**，牙周致病菌所引發的發炎反應及其所釋放的物質會影響到血管、血小板等，造成病理上的改變，已證明與心臟病之間有明顯的關連。另外，懷孕者也需要注意，**若孕婦牙周病的症狀嚴重，流產、早產等機率是一般口腔狀態良好孕婦的七至十倍**，因發炎的牙周會釋放出有毒的化學物質，容易促進子宮收縮。而糖尿病患者罹患牙周病的機率，則高出正常

牙周病的症狀

　　牙周病一般從輕微的刷牙流血、牙齦炎開始，下表提供牙周病初期及晚期的症狀。若發現情況沒有改善，請及早就醫。

牙周病初期	牙周病晚期
• 牙齦紅腫	• 牙齒位置偏移
• 刷牙時易流血	• 牙齦萎縮
• 牙周炎	• 牙齦化膿
• 牙齒敏感	• 口臭
• 牙齒長度變長 (牙根露出)	• 牙齒鬆動或逐漸分離
• 活動假牙的密合度改變	• 咀嚼疼痛
	• 牙齒脫落

人二至三倍，因其血糖控制較困難，且兩者互相影響下，更容易造成牙周病惡化，很可能失去所有牙齒。如此看來，牙周病不只是口腔疾病，更會增加許多系統性疾病的風險。

預防勝於治療

說得這麼恐怖，那是否有辦法治療呢？通常，牙周病會依據不同階段需要相對應的治療方案，輕微者以洗牙、牙根整平手術來治療，嚴重者則會進行再生性牙周手術、利用牙周固連鬆動牙齒。然而，治病是一回事，有沒有什麼方法可以預防呢？

首先，**最重要的當然就是刷牙，且要正確而規律地刷！每天至少刷二到三次，每次至少要刷五到十分鐘**，隨隨便便、胡亂刷一通可是沒有用的。此外，對成年人來說，牙線、牙間刷更是不可或缺的好工具，三餐飯後使用牙線清潔口腔，再輔以牙間刷清潔不易清理的齒縫，尤其是安裝固定牙橋的患者，因牙線無法通過，更需要牙間刷來幫助牙縫清理。再來是必須定期

健康牙周組織的五大功能

　　牙周組織包含了牙肉、牙骨質和牙周韌帶，健康的牙周是維持口腔整體的基柱之一，它擁有以下幾種功用。

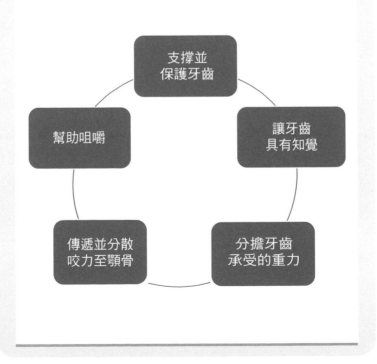

找熟悉的牙醫師檢查監控口腔衛生狀況。現在診所到處林立，民眾就醫方便度佳、醫療資源可及性高，加上全民健保制度可照顧基本口腔醫療需求。但是，一個負責任的牙醫師除了本身要不斷進修，精進學識技能之外，更要能從預防矯治的觀念、技術面，耐心與患者雙向溝通討論，幫助他們深度了解本身牙齒問題和未來可能的演變，並擬定治療計畫，養成患者有盡可能保存自然牙的認知，才能達到醫病雙贏的目標。

　而患者本身，也應該對於自己的口腔健康有更多關注。感冒了、頭痛了，一些小症狀我們都會立刻去找醫師診治，懷疑小毛病會不會是大病來臨前的徵兆；但是，對於牙痛、牙齦腫、牙齒鬆動和拔牙缺牙等，卻總是輕忽其嚴重性，能忍即忍，非到關鍵時刻不願就醫，拖到病況嚴重時才治療，所要花費的時間和金錢將數倍於事發之初始，且不見得能夠回復原本功能。

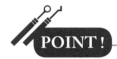

POINT！

牙周病預防方法：

● 注意日常口腔清潔
● 每半年做一次口腔檢查
● 若有缺牙、壞牙需盡早修補
● 定期身體檢查，預防全身性疾病

🦷 咬合傷害傷很大

通常牙齒疾病最可怕的地方，就是病人常常在拔了很多牙之後，到了很晚期、不能有效咀嚼時才開始找醫生；而醫生則是到了非常嚴重時才注意到，才開始治療病人……，但都為時已晚，早已錯失良機。

咬合傷害問題即為牙齒問題從小病拖成大病，最直接的例子！理想的健康咬合應該具備下列條件：

1. 門齒上下正中線對正，牙齒前後、左右、上下接觸平均。
2. 上排牙齒包覆下排牙齒之外側。
3. 上下排牙齒咬起來時，上犬齒應位於下犬齒與第一小臼齒之間的咬合位置。
4. 牙齒本身無異位或旋轉。
5. 相鄰牙齒無縫隙或擁擠。

如果發生咬合傷害，多半是因為局部牙齒被拔除後，口腔內的咬合力分配不平均，造成剩餘牙齒快速嚴重

地磨耗，以及齒槽骨骨質被過重咬力破壞、吸收，牙齒鬆動，甚至會併發顎關節出現雜音、引起頭頸部肌肉痠痛等情形；當然也有先天性齒列不整齊造成的咬合不正，最常見的就是為了美觀而做的牙齒矯正。但其實，排列不整齊事小，咬合不均很可能加重其他的牙齒疾病，牙齒因此掉光才是最嚴重的大事。許多人在缺牙後，認為不需要特地去裝一顆假牙，避免頻繁就醫的麻煩；但不願意花錢、花時間裝義齒（假牙），最後會造成缺牙區、前牙、後牙嚴重磨耗，甚至牙齒斷裂，嚴重者可能僅剩牙根，這就是咬合傷害常發生的狀況。

　　不過，**咬合傷害是可以防治的！重點是：所有蛀牙**

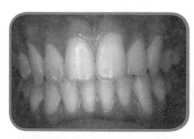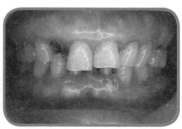

健康的咬合（左）與不健康的咬合（右）。

都必須被填補、治療，以免食物和微生物貯積在牙周組織，造成反覆發炎；一旦發炎，牙齒、牙肉、骨骼健康都可能受影響，牙齒進而鬆動位移，造成咬合改變，增加口腔清潔困難度——像是惡性循環一般，牙齒刷不乾淨、牙周反覆發炎、齒縫變大，使得口腔因咬合不全而受傷害的程度提高，最後仍免不了掉牙的噩運。例如大家或多或少見過下巴突出的「戽斗」，先天上已屬於骨骼性咬合異常，若沒有比一般人更加注重口腔衛生，那麼缺牙情況更容易發生，造成更嚴重的咬合傷害。

臉歪嘴斜是咬合傷害的錯

　　曾有位四十歲女性患者，來到診間還未張嘴，若只看抿緊的嘴唇、嘴斜一邊向上的下半臉，會誤以為真實年齡是六十歲，檢查過後才知道這位少婦罹患牙齒磨耗嚴重的「晚期牙周型咬合傷害症」，讓她看來比實際年齡大上許多。原本齒列咬合就已出問題的她，後牙清潔有死角，細菌長久滋生，侵蝕牙周組織，慢慢地，牙齒鬆動蛀蝕而不自知，口內感染情況愈發嚴

咬合失衡造成的影響

　　牙齒排列接觸不平均或缺牙不補，產生不均衡的咬力，這種狀況稱為咬合失衡。下圖為咬合失衡可能對人體帶來的影響。

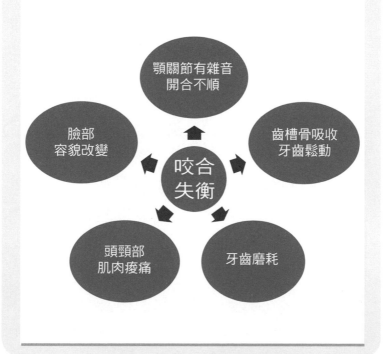

重，最後只好拔除牙齒，但以為衰神至此不再上門嗎？錯了！缺牙更會加重晚期牙周咬合傷害的狀況，像她那樣缺了兩顆臼齒卻都一直未做任何支撐與處置，經年累月，便造成左邊臉頰愈來愈下垂、嘴巴也就慢慢歪向右上方。

我替她做了牙橋修復缺牙及固定鬆動牙齒，總算解決前牙深咬（即上排牙齒幾乎包覆下排牙齒，牙尖快要碰觸到下排牙齦的狀況）、咬合不均容易臉歪嘴斜；經治療後，才還她一張左右對稱、年輕貌美的面容，完全不需要施打美容針或做臉部整形術。這是咬合問題帶來的傷害，若沒有從根本解決咬合問題，做再多的美容美顏整形術仍會反覆發生。

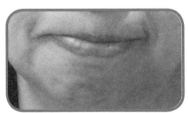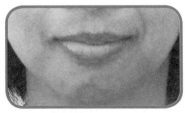

因咬合問題造成的嘴斜 (左)，經治療後就能恢復原本的樣貌 (右)。

　　許多民眾不瞭解咬合傷害這一類的「口內風暴」，是造成全口無牙、缺牙的大危機，過去一直未被重視，無怪乎台灣人的牙齒壽命多半難以維繫到老，福壽同期。我經常勸人，不要害怕面對牙齒問題，要將牙醫師當朋友、當顧問，就像定期理髮一樣，每隔一段時間就到診所給醫師看看情況。身體都要定期做健康檢查了，心同此理，口腔問題當然也要依賴正確預防的觀念、規律受檢的習慣，一有不適就要趕快就醫治療，不要放任不管，讓本來可能僅需填補蛀牙的小問題。拖成神經壞死、做根管治療、做牙套或將牙齒拔掉等「歹誌大條」的問題。拖過了黃金搶救時間，傷害只會愈來愈深，到頭來勞民傷財也不見得能解決啊。

 牙周型咬合傷害症是什麼？

梁醫師這麼說

咬合傷害是造成牙周病的原因之一，因咬合不正、口腔清潔不易，造成細菌孳生，感染牙周組織，再進一步變為牙周疾病。因前牙深咬的衝撞力，長期慢性造成的牙齒動搖、移位，及牙周組織、齒槽骨、顎關節和咀嚼肌群的破壞，就稱為牙周型咬合傷害症。

牙專欄
1

什麼才是好咀嚼、好咬合？
口腔健康自我檢測！

前面說了這麼多，那麼到底該如何評判自己是否咀嚼力不佳、咬合不健康呢？可利用以下檢測方式來判斷。

咀嚼健康自我檢測：

● **會只挑軟的食物吃嗎？**
可從自身平時的飲食習慣來檢測，有特別討厭或不喜歡吃有咬勁的魚干、高纖維質的蔬菜，討厭需要嚼食比較久的食物零嘴嗎？看是否自己下意識有「吃軟不吃硬」。

● **牙齒是否有鬆動的情況？**
用兩指前後或左右輕搖牙齒，有感覺到牙齒輕微搖動嗎？或者嚼咬時感覺到牙齒搖晃或疼痛？若有此情形，你的咀嚼力肯定有些問題。

● **嚼咬時是否會因為假牙造成疼痛？**

配戴假牙的患者，進食時牙床疼痛、無法嚼咬較有韌性的食物，進而造成胃口不佳的情況，也必須注意。

咬合顏面健康自我檢測：

● **顏面外觀是否協調？**

鼻尖、嘴唇到下巴這三點應大致在同一條直線上，嘴唇突出線前或在線後太多，都可能屬於牙齒與顎骨發展異常。可拿一枝冰棒棍子，請另一人放在鼻尖和下巴中間，從側面看，鼻尖、嘴唇到下巴這三點應該在同一條直線上。

● **咀嚼進食時，顎關節是否有聲音？**

長久咬合不正會造成吃東西時下巴關節會有「喀、喀、喀」的聲音。且早晨醒來時，會常覺得牙關緊緊的，頭頸部肌肉會感到痠、痛。

● 是否能正常發音？

咬合正常者發音咬字應多為正常，有些咬合不正者會
因此無法正確發音，在發齒音，如「時間」、「時常」，
或唇音「飛」等字詞時，常會說話漏風、口齒不清。

● 上下排牙齒排列是否整齊？

良好的齒列咬合中，上排 1 顆牙齒應能夠咬住下排
2 顆牙齒，即上排齒尖位在下排 2 顆牙齒中間。且
牙齒咬緊時，上下排牙齒重疊的深度應不超過 2 至
3mm，才算是正常咬合。

● 牙齦是否萎縮？

健康的牙齦應為淡淡的紅色，並覆蓋牙根，有些咬合
不正、牙齒擁擠的人，很可能會因為清潔不易和咬到
自己的牙肉，造成牙齦發炎、腫脹，並造成牙齦漸漸
萎縮，牙根露出，所以牙齦的健康與否和咬合也很有
關係。

若發現自己有咀嚼能力不佳或者咬合不正的可能，先別太過心慌，應先至牙科報到，並說明自身狀況。

一般來說，在進行咬合治療之前，牙醫師仍然會做許多檢查，照 X 光確認牙齒、骨骼的情況，印取牙齒模型進行咬合關係分析，同時評估牙弓排列與唇頰的支撐關係，檢查下顎有沒有因缺牙而歪向一邊；或者看看臉頰、嘴部的對稱程度等，再次確認實際病情並與患者充分說明後，才能對症下藥做最合適的咬合治療。

Chapter

2

年輕十歲的關鍵
——「咀嚼」

你知道嗎？口腔是唯一可見的消化內臟器官。人體所需的一切營養，都必須從口腔攝入，充分咀嚼是提高營養吸收的必要手段，充分咀嚼也是維持長壽與青春活力的最基本方法。

　　本章告訴你「咀嚼」和身體、外表容貌的關係，只要好好咬，讓口腔回到最健康的狀態，就能還你漂亮的面容！自己的健康自己救！

01
「咀嚼」這個動作，
比你想像中重要百倍！

牙科診療的目的是維持健康的咬合咀嚼！

咬合是指上下顎和上下排牙齒咬住閉合，但是咀嚼就複雜多了，除了上下顎、上下排齒列之外，還要與臉頰肌肉、上下唇、舌頭等器官配合，使食物和唾液均勻混和後吞嚥，才算是良好的咀嚼。「咬合咀嚼」功能從嬰兒時期便開始建構，牙科醫療所能修復的便是將此功能回復正常狀態，正確的咀嚼吞嚥，健齒美顏又長壽。

一直很喜歡歐洲人的飲食習慣，吃飯時那種健康悠閒、樂活自在的態度，彷彿一日吃三餐是件幸福快樂的事，而不是像吃藥般，時間到了就吃，有時甚至為

求快速，食不知味、吃進什麼都不在乎，這樣不良的飲食態度，其實會反映在個人口腔和身體健康上。慢條斯理的進食速度，表面上看起來只是一種氣氛、生活的步調，但實際上，若科學一點地從統計數字來看，全世界的老年人口中，擁有健康真牙比例較高的國家，多半集中在福利制度好、口腔預防保健觀念紮實的歐洲。

像法國人，吃一頓飯可能要好幾個小時，和朋友談天說地、聊聊生活瑣事、細細體會每項食材最細緻的真味，非常享受進食咀嚼的過程；而吃飯像打仗一樣的亞洲人，在歲數到了中高齡時，多半未老先衰，很多都是髮禿齒搖，滿口假牙，嘴裡沒半個兒真，明明剛吃過飯，卻無法描述酸甜苦辣，一如囫圇吞下的人生苦味，沒有記憶和情趣，也失去健康。

🦷 好好咬就能減少腸胃病

日本腸胃科權威新谷弘實醫師在《不生病的生活》一書中提到：「**沒有咬碎的食物大約七成都排出體外了。**」從營養和經濟學的觀點來看，就是浪費。

你認為咀嚼是什麼呢？

大部分人可能認為：「咀嚼」不過就是把東西咬碎吞下肚嘛！但除了咬碎食物之外，牙齒和舌頭、消化道功能的搭配運用還包括切斷、研磨、分泌唾液和消化液等，這是系統化運作，需要組織多工作的配合，才能將食物裡的營養成分分解消化，變成比頭髮還要

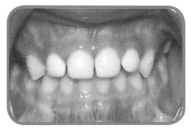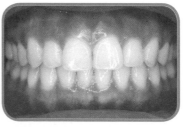

人類約從 3 歲至 13 歲，從 20 顆乳牙 (左) 轉為 28 顆永久齒 (右) (不含智齒)。

細小的微細體積，才能穿透腸壁細胞進入血液中，進而被順利吸收。

俗話說得好，慢工出細活，進食時仔細地咬，否則只是浪費食物、花費不必要的金錢吃大餐打牙祭，徒勞無功，真的是「白食」。萬事起於首，利用各顆牙齒好好咀嚼，從食物進入口中算起，經腸胃消化吸收，最後排出，結束一段完美的歷程。

為什麼說仔細咀嚼可以預防腸胃疾病呢？腸胃病是忙碌現代人的通病，**衛生福利部每年公佈的國人十大死因中，其中就有多項和消化系統出問題有關。**

咀嚼可以促進消化液分泌

我們先來看看食物通過口腔、到達胃部後，究竟發生什麼事。

經過咀嚼的食物吞嚥到胃部後，會刺激大量的胃酸分泌，正常成人每天進食時所分泌的胃液可多達 8 公升，胃酸有溶解和分解食物的功能，特別是脂肪、蛋

白質類的成分，更仰賴胃酸的消化。胃部會蠕動收縮，將食物和胃液、唾液混合攪拌，加速食物變成糊醬狀，有利溶解消化。食物在胃中經過攪拌、分解後，會視食物是液體或固體濃度的不同，慢慢移動，由胃轉移到十二指腸、小腸和大腸。咀嚼和胃腸蠕動會刺激十二指腸，胰臟分泌胰島素，膽囊分泌膽汁進入小腸，這些酵素都有助進行分解食物的澱粉、脂肪和蛋白質。

在人體的咀嚼、消化、吸收過程中，口腔內的舌下腺、頜下腺和耳朵前的腮腺分泌的唾液中，含有分解碳水化合物的澱粉酵素；到達腸胃後的胃酸以及肝臟分泌膽汁、胰臟分泌胰液、小腸分泌腸液等，則含有分解蛋白質和脂肪的酵素。而食物若在第一關——口腔內咬得不夠碎，不能充分有效地分解、消化吸收，隨著胃腸的蠕動到達大腸直腸的話，最後多數都會被排出體外。換句話說，如果只有三成的食物被吸收，就是浪費了七成的食物和金錢。

正常人的大腸約 1.5 公尺，直徑約 7 公分，管徑是小

台灣十大癌症排名及死亡人數

　　2016 年 4 月，衛福部國健署公佈 2013 年台灣十大癌症死亡排名及人數，其中，與消化系統相關的癌症就佔了一半，包括大腸癌、肝癌、口腔癌、胃癌和食道癌，佔了癌症死亡人口的 53.6%，換句話說，消化道癌症殺死一半的癌症病人。

排名	癌症類別／死亡人數	排名	癌症類別／死亡人數
1	大腸癌／ **15,140**	6	攝護腺癌／ 4,801
2	肺癌／ 11,751	7	胃癌／ **3,768**
3	肝癌／ **11,424**	8	皮膚癌／ 3,655
4	乳癌／ 11,281	9	甲狀腺癌／ 3,122
5	口腔癌／ **7,248**	10	食道癌／ **2,496**

※ 參考資料：衛生福利部國健署統計處，2016 年公佈

腸的三倍大，被小腸消化、分解吸收後的殘餘物質就會被送到大腸。大腸吸收殘餘物的水分，形成的固體殘渣就是糞便，再藉由肛門排出體外，**能消化吸收的食物愈多，殘留在大腸直腸內的殘餘糞便就愈少，腸道愈乾淨，脹氣不適和罹患腸炎、腸癌的機會就愈少。**

　　從消化醫學的學理來看，因牙齒殘缺、咀嚼度不足而無法把食物咬到細碎，就會造成胃腸負擔，俗稱消化不良，也就無法吸收充足的營養；且大量未被順利消化吸收的食物殘餘，會堆積於腸道內，需要身體額外消耗大量的酵素去中和分解毒素，長期消耗大量酵素，導致生命活力低下，傷神傷身也易感染疾病。

細嚼慢嚥後的食物才是營養

　　擔任牙醫師這個工作愈久，我愈常讚嘆造物之神奇妙的作為，萬事萬物自有造物主的定義並賦予功能，好比成人有三十二顆永久齒（恆齒），各有不同功用。牙齒、舌頭以及口腔內的唾腺等，都是消化系統內的輔助構造，當食物進到口腔時，門牙的功能是咬斷、

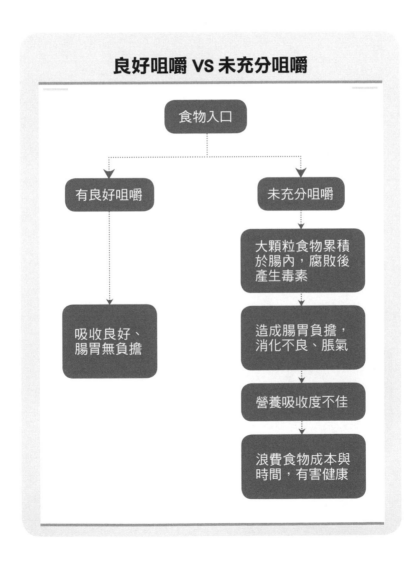

切碎食物；犬齒的功能是撕裂食物；臼齒的功能則是磨碎食物。說這三十二顆牙齒為「天下第一關」，一點也不為過，所有食物攝取的處理都在口腔仔細地切碎、撕裂、研磨而完成，就像做菜前要先將蔬菜、肉類切好、切細，才能真正烹煮入味；在那之後才是吞嚥，進入下個消化程序。如果在口腔中待的時間太短，食物體積太大，對腸胃道的負擔就會增加許多，粉嫩的腸胃道軟組織怎麼禁得起長期的勞累呢？

食物在胃裡四到六小時就會移動到十二指腸和小腸，過了六到十二小時還來不及消化和吸收的食物，

> 梁醫師這麼說
>
> ## 🦷 消化食物是怎麼一回事？
>
> 食物的消化是從口腔牙齒咀嚼研碎啟動，經由唾液混合、吞嚥，經由食道進入胃部，在胃酸中溶解、攪拌成濃糊狀，再移動到小腸與各種酵素混合分解成可穿透過腸黏膜細胞的微粒，才能經由血液循環運送到身體各部位，供應組織細胞養分的整個過程，咀嚼得愈細碎，就愈容易與消化酵素液體接觸，進而分解和吸收。

就會直接傳送到大腸，最後排出體外，不會成為供應身體的養分。**無論這個食材、食物營養成分多麼豐富，若咬得不夠碎，不能分解消化吸收，就稱不上是營養。**

我們常聽到這樣的叮嚀：「生病時身體虛弱，要煮些流質容易消化吸收的食物。」其實這是錯誤的觀念！缺乏咀嚼引發的胃腸酵素分泌，反而不利食物的消化吸收，以及病體營養的恢復，咀嚼能夠強化胃腸功能、減輕腸胃負擔。建議**手術後患者在能夠排氣之後，反而要多咀嚼進食，增加咬碎研磨次數，有助營養吸收和病體康復。**若正常健康的人每口咀嚼次數為 30 至 50 次，手術後患者則須提高到每口 70 次，如遇堅硬不易消化的食物，則更要拉升到至少 75 次以上，細嚼慢嚥。

從事義齒修復工作四十年，我長期追蹤千千百百個嚴重缺牙、咀嚼失能，最後治癒的患者們，能從很客觀科學的記錄，堅定地說：**細嚼慢嚥不只是一種舒緩身心的進食習慣，更是長壽、顧腸胃、美顏小臉、身**

心健康的根本之道，一切都從仔細咀嚼開始。

細嚼慢嚥的好處多多：

- 食物嚼愈碎、愈容易消化和吸收。
- 咀嚼刺激唾液、胃液及膽汁、胰液消化酵素（胰島素、升糖素）的分泌。
- 咀嚼反射飽足感，減少食量及減輕胃部負荷，有節食減肥的效果。
- 食物殘餘愈少，大腸負擔愈少，降低腸胃炎及癌症的風險。

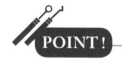

POINT!

細嚼慢嚥是維持健康的第一個步驟！良好的咀嚼能幫助消化、減輕腸胃負擔，還能有效瘦身！而消化好、腸胃好，營養充足就能身體健康、不生病。

🦷 唾液小兵立大功

回到入口之初始，那麼透過咀嚼，當然可以幫助吞嚥，否則「細嚼慢嚥」一詞從何而生呢？但經過了「細嚼」就能夠「慢嚥」嗎？這過程中還有一個很重要的角色，那就是──「唾液」，也就是一般俗稱的口水。

美國腸胃科權威新谷弘實醫師曾說：「**咀嚼會刺激唾液的分泌和潤濕食物，食物細碎潤濕後才容易吞下。**」

口水的分泌受到許多因素影響，包括神經、荷爾蒙、酒精、吸菸、情緒變化、環境、藥物等，進食後咀嚼的同時，口腔唾液腺就開始加速分泌唾液，唾液中含有很多的酵素分解酶，可幫助食物裡的澱粉分解，當食物被磨碎的狀態愈細小，代表接觸面積愈大，愈容易被分解、消化、吸收。咀嚼過程會刺激腦部中樞神經，還會刺激分泌胃液、胰液等含有豐富醣類、蛋白質、脂肪的酵素分解酶，都能夠幫助消化，避免腸胃

不適導致疾病，所以如果不能好好地咀嚼食物，導致
消化液的分泌量變少，那麼長久下來就會影響腸胃道
健康。

唾液，消化戰線的前鋒

　　食物就像一塊大石頭，要移動或溶解一塊大石頭很
困難，但如果這塊石頭先被牙齒打碎成細砂粒，一進
入水中就能很快被滲透。若是咬碎的食物全部都潮濕
地泡在酸性液態環境中，就容易被溶解分解、移動和
吸收。

　　所有固體食物都必須先靠牙齒切碎、撕裂、研磨到
一定的程度，再配合唾液混合後才能順暢地吞下喉嚨、
入得了腸胃，透過消化液從中萃取出細小分子僅 15 μ
的食物微粒，成為通過腸壁細胞的營養素進入血液中
流貫全身，供給養分給全身各部需要的臟器，**咬得愈
碎，就愈容易吸收**。也就是說如果牙齒殘缺不全，就
無法有效地進行食物咀嚼，更無法刺激唾液分泌，就
不能潤濕食物、形成小團塊吞嚥，那麼從食道之後的

一切動作都不會順利發生，既無從獲得充足的養分，人也不得而活，如何能論壽命和生活品質？

有些人可能會說：「身體需要營養，吞維他命就好，還能補充人體不能自行合成的營養素呢！」聽在大多數醫師和營養學家耳裡，這其實都是廣告話術，只是刺激產品銷售的一種說法。像維他命這類營養補充品，之所以掛上「補充」二字，意即無法取代正常人體養生所需的醣類、脂肪和蛋白質，這些**方便性高的營養補充方式，多數是偏食、腸胃功能出問題的人所選擇的替代方案之一，不能與正常的營養獲取來源相提並論**。更何況，食物若沒有經過嚼碎的過程，就少了第一道消化液——唾液的幫助，自然更會造成營養不均衡，久而久之營養不足和欠缺也就不足為奇。

口水量少，不是口乾舌燥那麼簡單

口水的分泌與身體健康相關，如果分泌量特別少，應該找醫師檢查，有時可能是唾液腺結石阻塞、唾液腺發炎、或是其他自體免疫疾病等。口水的成分裡

99％是水，剩下的是礦物質、電解質、澱粉等。咀嚼口香糖可以增加口水分泌，但是，若吃的是含糖分或太甜的口香糖，反而會提高蛀牙機率，得不償失。

在人體的正常生理時鐘中，**晚上十二點到早上六點的睡眠期間，唾液的分泌量最少**，所以我們在早上起床後常會覺得口乾。此外，年輕人及五十歲以下壯年人，每天的唾液分泌量約 1.5 公升，在進食咀嚼時，唾液都會大量分泌，比平常不咀嚼的時候多出數倍。而健康成人的唾液中，含有飽和的氫氧化鈣和不飽和氟化鈣，會沉澱在牙齒和牙根表面，中和牙菌斑產生的酸性，防止牙齒脫鈣腐蝕牙本質，對抗齲齒。古語常說：「止渴生津」，分泌口水，不但能避免口乾，更是好處多多。

唾液除了能防蛀牙，還能潤濕和清潔口腔牙齒和黏膜。人在老年時，唾液分泌量會大量降低，常感到口渴，也容易有口臭、蛀牙、牙齒敏感酸痛、易得牙周病、黏膜常容易紅腫發炎，造成配戴活動假牙疼痛不

適等，甚至難以維持口腔和鼻喉上呼吸道黏膜的濕度和水氣，造成呼吸無法暢通暢快，就像人處在沙漠，缺飲用水、環境又乾旱，身心特別容易感覺疲倦、枯乾不適。

更嚴重的情況則是口乾症，口腔內黏膜和舌頭會有如潰爛般的燒灼感，還會造成味覺改變、舌苔變厚，整個口腔疼痛不堪。雖然造成口乾症的原因多半是病理性因素，像是更年期或停經婦女、糖尿病患者或是做過放射線治療及化療的癌症患者等，但若發現有類似情況，還是建議向醫生報到，尋求幫助。

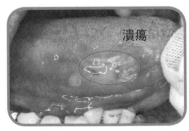 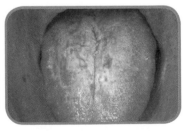

口乾症患者容易有口瘡（潰瘍），或者會有明顯的舌苔。

唾液的功效，包括：

- 促進消化。
- 充足的唾液能幫助口腔殺菌。
- 消除口臭，防止口乾舌燥。
- 預防蛀牙齲齒、牙周疾病。
- 裝配活動假牙時，能幫助舒適好食。

增加唾液量的兩大法寶

要增加唾液量，就不能不提到味覺和食慾，這兩者和唾液的關係密不可分、缺一不可。食物必須先溶解在唾液裡，才能滲入感受味道的神經（味蕾）中，才會產生味覺。我們的舌頭上約有九千多個味蕾，不同的味蕾能感受食物酸、甜、苦、辣各種味道，但是**六十歲過後，味蕾數目會逐漸減少到只剩一半，特別是對苦、辣、鹹感受的功能下降**，對食物味道敏感度降低，這就是老年人食慾不振、需要增加食物調味濃度才能刺激味蕾，口味愈吃愈重的原因。

尤其台灣長者罹患糖尿病、高血壓等慢性疾病的人

美食三元素

唾液含有一種「返老還童荷爾蒙」，可強化牙齒及骨骼，還能緊實肌肉、促進皮膚毛髮再生，延緩老化現象。

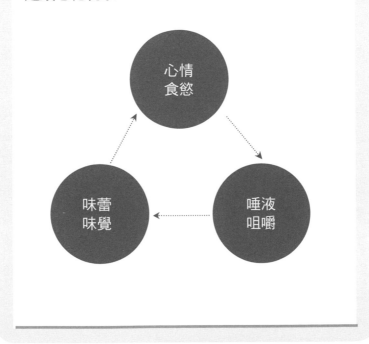

數不少，飲食方面已多受限制，加上失去大半味蕾感受能力，餐餐食之無味，食慾愈來愈差，咀嚼能力每況愈下，影響的除了體重外，因為舌乳頭上的味蕾數目減少，嗅覺和味覺的敏感性同時降低，還會發現呼吸系統、對食物氣味等功能似乎也變差了。咀嚼能力的降低除了意味著生理上的老化、退化，還包括對進食感受性的差異，連帶影響身體吸收養分、新陳代謝的能力，是一種惡性循環，這些問題的嚴重性往往被許多國人忽略。

當舌頭上的味蕾與味覺中樞神經元的數目隨著老化而減少，使味覺的閾值（threshold）上升，飲食習慣改變。不同味覺的衰退速度並不相同，例如罹患高血壓的老年人可能會因為鹹味的味覺衰退，口味重而吃下太多鹽卻不自知，所以不易做好低鹽飲食治療。牙齒與味蕾的改變，會影響正常進食，使得老年人容易營養不良。

我常對我的患者這麼說：「食不好，無樂活；齒不在，

老難安。」許多我們門診的假牙患者，在義齒修復恢復咀嚼進食的能力後，回診時沒有一個不是臉豐膚潤、心寬體健的！所以，**無論年齡大小長幼，都要注意口腔和牙齒保健照護，保存真牙及安裝假牙、修補缺牙，維持健康的牙齒咀嚼食物功能，才能真正地安享晚年。**

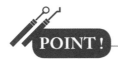

POINT！

- 老年族群的味蕾數量少，對味道敏感度降低，容易食慾不佳、吃不下飯。若能保有良好咀嚼能力，便能有效改善。
- 唾液是食物消化的第一道程序，除了分解食物、幫助吞嚥外，更有預防蛀牙、消除口臭等功效。

02
咀嚼力 UP！
瘦身又美顏

　　曾經有外國朋友來訪台灣，到市場裡的自助餐店後，認為台灣版的 Buffet 還有專人「打菜」、服務很好。當大家就定位開動後不久，台灣人大約十五分鐘就把盤中食物掃光，紛紛起身舀湯或準備離開，同桌的外國人驚呼：「你們都吃完了？太快了吧！我都還沒吃出每一種菜色的味道呢！」看著他的盤子仍是滿滿的食物，對照台灣上班族空空如也的桌面，心靈與腸胃的飽足抑或匱乏，高下立判，不勝自知。

　　舌頭上各種味蕾的分佈也會幫助我們分辨各種味道，例如舌尖前端是甜味、兩側前段是鹽味、兩側後段是酸味、後段則是苦味。當各種飲味佳餚在口腔裡

攪動時，仔細感覺與分辨每種菜色的味道，你也可以擁有廚師般的敏銳舌頭。飲食文化，不單是吞下美食，更是品嚐食物的生活！品味快樂的人生，從培養享受食物的樂活態度開始，與貧富高低無關，每個人都有權利享受味覺。牛飲暴食，食不知味的生活方式，簡直是浪費食物、白活一場啊！

🦷 慢食快瘦，快食易胖

近年運動風氣盛，大家都知道想瘦身就需要運動，但除了運動，還要改變飲食習慣才能真正瘦得健康，瘦得長久。好好咀嚼易有飽足感，避免吃太多發胖。

大腦的下視丘（hypothalamus）是控管食慾的重要部位，是人類飽足或饑餓感的控制中樞，可以偵測從肝臟、消化道和胰臟酵素分泌所釋放出來的神經訊號，並判讀血液中葡萄糖、脂肪酸及胺基酸的濃度，所以當胃部沒有食物或是血液中血糖和各種營養成分的濃度太低時，下視丘會發出訊號，刺激饑餓中樞產生饑

餓感，告訴大腦需要進食。如果進食速度太快，食物中的營養成分都還來不及被分解、消化、吸收，血糖濃度還沒有上升，就無法有飽足感，便會繼續大量進食，怎麼吃都不會飽，或是等到有飽足感覺時已不知不覺吃得太多了。

換言之，如果在好好咬的情況下，牙周組織或咀嚼肌受到的刺激會傳遞訊息到腦神經，釋放出一種神經物質，會抑制食慾並帶來飽足感。根據研究，**大腦要發出飽足訊號，從食物開始被溶解消化吸收、血糖升高算起，至少要二十五至三十分鐘**，但現代人生活步調太匆忙，一頓飯只花十分鐘就解決了，反而猛吞過多食物，吃再多都不覺得飽，咀嚼習慣很差。

細嚼慢嚥好處多多

吃的方法十分重要，餐餐控制食物的量，**即使吃得少，只要細嚼慢嚥，也很容易達到飽足感**。肥胖者幾乎都有咀嚼度不足的情況，且吃飯速度快，導致血糖快速上升，在飽足中樞發出訊號前，就已經不知不覺

充分咀嚼有利瘦身

　　只要正確地咀嚼，牙周組織及咀嚼肌就會傳遞訊息給大腦，大腦會釋放出一種神經物質來抑制食慾。

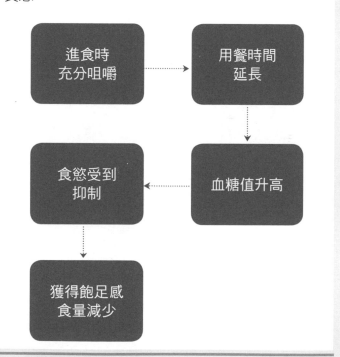

吃下超過身體所需量的食物，長期下來胃容量被撐大，
更容易愈吃愈多。

　　吃太快、吃太多，未仔細咀嚼就吞下肚，身材將慢
慢變胖，一旦食物攝取過量，除了造成肥胖之外，還
會引發代謝症候群。所謂的代謝症候群，就是高血糖、
高血壓和高血脂等危險因素集合的不健康狀態，患者
發生動脈硬化、心肌梗塞或是腦中風的機率很高。

　　日本厚生勞動省曾經針對肥胖和咀嚼關聯性做過研
究，發現進食中若能仔細嚼咬的人，透過少量食物就
能達到飽足感，所以吃進去的食物量會減少。這份研
究是讓九位身體質量指數（BMI 值）少於 25、不胖的
三十歲男性，以兩種進食速度吃飯糰：一是以平常進
食速度；另一次是咬 50 次以上。透過醫學檢查，實驗
結果為咬 50 次以上的這一組，進食份量少於以平常進
食速度來吃的那一組，而且若仔細咀嚼，餐後體內與

血糖值高低有關的胰島素分泌量較少；意謂著餐後血糖值上升速度趨緩，對健康有正向助益。

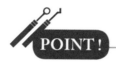

POINT！

　　人體從進食到血糖上升約需三十分鐘，換句話說，只要吃飯時間拉長，充分咀嚼，加速消化吸收，促進組織胺分泌，就可及早抑制空腹感。

嚼嚼嚼，口腔運動 123

顏面部是全身肌肉分佈最密集的地方，和各種表情有關的統稱為「顏面表情肌」，像頰肌、笑肌、提上眼瞼肌等；和咀嚼功能有關的則是「移動下顎肌群」，移動下顎肌群包括了咬肌、顳肌、翼外側肌和翼內側肌，如你所見，口腔咀嚼牽涉到的肌肉比你想像中多上許多，所以也可以這麼說：「咀嚼」＝「運動」！咀嚼是顏面部肌肉最主要的運動，只要多多咀嚼，就是維持顏面肌群健康美麗的好事！但前提是——必須是咬嚼有阻力但軟硬適中的食物，例如：吃牛排能咬下 35 公斤的力量，而吃豆腐才 0.5 公斤；沒有阻力、沒有彈性的東西，口腔運動的效果很差。多咀嚼不同硬度、彈性的食物，就能訓練各個不同的顏面肌肉和運動方向。

善用咀嚼力，就有透亮蘋果臉

或許有人會問：那嚼口香糖呢？可以每天邊工作讀書邊咬口香糖、換不同位置嚼，一次也超過二十五分

咀嚼時所運用的肌肉

骨骼和肌肉是連動的，其間的神經分佈支配肌肉運動。下顎骨的閉合及咬合之運動由強而有力的咬肌及顳肌負責；左右移動、研磨的動作由翼肌負責。臉頰上另有頰肌，也參與了咀嚼運動。下表為移動下顎肌群之位置與作用表。咀嚼才能瘦臉。

肌肉	位置	作用
咬肌	臉兩側，耳朵前方。咬緊牙齒時鼓起處。	在閉口時提起下頜骨及伸出下顎骨。
顳肌	耳朵上方，頭顱的旁邊。	提起及縮回下顎骨。
翼外側肌	眼睛和下巴轉角的連線上。於翼內側肌上方。	伸出下顎骨，張嘴以及將下顎骨由一邊移至另一邊。
翼內側肌	眼睛和下巴轉角的連線上。在下顎枝的內側。	提起及伸出下顎骨，且將下顎骨由一邊移至另一邊。

鐘！但可惜，口香糖質地太軟，恐怕嚼再久都是徒勞無功，且口香糖含糖分，吃多對身體也不好。**只要利用正常吃三餐的時間，吃一餐至少二十五分鐘，即可達到良好的顏面肌膚運動效果。**如果一天只吃兩餐的話，也應遵循每餐咀嚼至少二十五分鐘的原則。現代科技發達，出現許多號稱能更讓人更有效率、方便進食的食物調理機、果汁機等，但我必須勸告大家，盡量不要因為省時間或貪圖方便，將食物以處理機打碎後和著吞下，有牙堪用直需用，莫待無牙更傷身。

當咀嚼肌有牙齒支撐，進行咀嚼運動時會產生等張收縮力，屬於肌肉生理性運動，肌肉內有大量的血管、微血管，血液帶著養分充分支援肌肉運動之所需，覆蓋其上的顏面肌膚也就能因此達到運動量最佳的保養美容效果，氣色紅潤、散發自然的健康氣息。我行醫生涯四十年，近距離地閱「臉」無數，從沒有看過來的病人是一口壞牙，卻擁有一張好臉；也沒有人是一口好牙，卻有一張醜臉。「好牙好臉，壞牙壞臉」——這就是我的結論。

各種食物的咬力

世上食物千百種，每一種食物的咀嚼咬力也各不相同，偶爾吃些較有咬力的食物，可幫助訓練臉部肌肉，並維持口腔機能健康。

食　　物	咬　　力
一立方公分的魚乾	36 公斤
一塊牛排	35 公斤
一塊煎餅	14 公斤
一個漢堡	2 公斤
拉麵麵條	0.6 公斤
豆腐	0.5 公斤

　　而食物的種類也與咀嚼次數有關，前面提到的豆腐、用機器打碎後的糊狀食物等，質地太過軟嫩或是流質飲食無法有很好的咀嚼力，若要增加咀嚼次數，有「纖維質」的食物是很好的選擇，像是高纖蔬菜，如牛蒡、蓮藕、植物莖葉等，都可提高口腔咀嚼運動肌肉的張力和咀嚼次數。

現在，養成良好咀嚼習慣

　　日本的口腔衛生師學會曾經發表過「確實咀嚼十項目」，是無論任何年紀的人都需遵守的牙齒保健原則，其中有不少觀念和現代的餐桌禮儀、用餐習慣大相徑庭。例如：每吃一口就要將筷子放下，好好咀嚼、一邊享受對話一邊吃飯……等。聽到「十項」，或許讓人望之卻步，全達到或許有些困難，我們不可能像楊傳廣或紀政那般十項全能，但總不能項項無能吧！至少培養幾項良好的咀嚼習慣，不單能調節每天愉快的生活，更能延年益壽。

確實咀嚼十項目

想知道自己是否有確實地咀嚼嗎？請參看以下十個項目，餐餐進行口內瑜珈運動！

□ 1. 每一口都咀嚼 30 次才吞下去。

□ 2. 準備吞下去時，再咀嚼 10 次。

□ 3. 要咬到食物的形狀消失。

□ 4. 讓唾液充分混和口中食物後再吞。

□ 5. 不建議喝水幫助吞嚥。

□ 6. 小口小口吃，減少每一口的份量。

□ 7. 吞下口中食物後才吃下一口。

□ 8. 選擇有嚼勁的食材。

□ 9. 每吃一口就把筷子放下好好咀嚼。

□ 10. 一邊享受對話，一邊吃飯。

其中第八點「選擇有嚼勁的食材」，有研究報告針對吃一套米飯餐點，如一碗飯、三樣青菜和一份魚肉，與吃速食餐點，像是漢堡、薯條、汽水等套餐相比，結果從兩種餐點的咀嚼次數發現：米飯餐點的咀嚼次數若為 1019 次，那麼速食餐點的咀嚼次數僅有一半，大約 562 次；米飯餐點的用餐時間是 13 分 25 秒，而吃一頓速食，可能僅需 8 分 27 秒。雖然進食速度和咀嚼次數、個人用餐習慣相關，但仍有一定的參考價值。幾乎不用咀嚼的速食快餐和柔軟食物（如豆腐、麵包）非常受大家歡迎，但是對口腔功能的刺激太少，在食材和餐食的選擇上，**建議以富含纖維質的食材為優先選擇，不僅能夠增加咀嚼次數、拉長用餐時間，對腸胃道和身體健康而言，更是益處多於壞處。**

很多人以為吃東西只需要用到嘴巴，但要完成咀嚼、攝食、吞嚥，這一連串動作，需要頭頸部、口腔裡外超過二十條肌肉的協同運動、通力合作。若習慣「吃軟不吃硬」，這二十幾條肌肉將會逐漸鬆弛、老化，造成口腔機能退化和顏面肌膚鬆弛虛胖，進食時吞嚥

困難或食物卡在氣管等情況，這也是為什麼老人家還是要適時吃些有嚼勁的食物的原因。有牙才能咬！好牙好咬，壞牙難咬，缺牙失咬，無牙無咬。

要維持良好的咀嚼習慣，以下幾點要常保在心：

● 最忌吃軟不吃硬：多吃高纖維、有彈性的食物，訓練咀嚼肌，老了不掉牙！

● 細嚼慢嚥小口吞：避免一次嘴裡塞太多食物，每口咀嚼 30 次！

● 慢食養心不貪快：細細品味每道料理，每餐吃至少二十五分鐘！

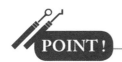

POINT！

一天正常吃三餐，每餐用餐時間超過二十五分鐘，就能擁有良好的咀嚼能力和紅潤彈性的臉部肌膚到老！為了全家的幸福，爸爸要以身作則，媽媽要強制執行。

牙專欄

2

健口瑜珈操，老了不掉牙

　　為了增強台灣老年族群的咀嚼功能，台灣牙醫師公會全國聯合會仿照日本，設計了本土的「健口瑜伽操」，包含頭頸臉部運動、舌頭體操、唾液腺體操等。老人家每天做三次，每餐飯前練習三至五分鐘，就能促進吞嚥功能，防止口腔機能退化。從精神心理層面來說，高齡老人心智日漸老化，生活中最怕發呆，若養成各種持之以恆的生活習慣，都會有抗老樂活的效果喔！

頭頸臉部運動

1. 鼻子吸氣，雙肩往上提，停三秒，嘴巴吐氣，肩膀放鬆。
2. 低頭，停三秒，回正；仰頭、視線往上看，停三秒再回正。
3. 頭往右轉，停三秒，回正；頭往左轉，停三秒，回正。
4. 嘟嘴往右，停三秒，嘟嘴往左，停四秒；雙手手指往外畫圈、輕壓臉頰。

舌頭體操

1. 伸舌，縮回。

2. 伸舌，往右側擺動，再往左側擺動。

3. 伸舌，向下擺動，再向上擺動。

4. 縮回舌頭，吞嚥口水。

5. 伸舌，沿嘴唇先順時鐘畫圈，再逆時鐘畫圈。

唾液腺體操

1. 腮腺按摩：手指併攏，放在兩側臉頰凹陷處，旋轉畫圈按摩臉頰。

2. 下頜腺按摩：手指併攏，沿著臉下兩側自下巴按至耳下。

3. 舌下腺按摩：雙手拇指按於下巴，往上頂四次。

※ **資料參考**：牙醫師公會全國聯合會

03
顏面瑜珈術，
嚼出小 V 臉

　　走在路上，看看來來往往過路人的臉龐，常會發現除了疲累的神情外，還多了下垂的嘴角、略微明顯的法令紋，在現代忙碌的社會中，皮膚鬆弛已經不是中老年族群的專利，講求快速的生活使得人人飲食時變得狼吞虎嚥，缺乏韌性的高精緻化食物，讓人習慣吃軟不吃硬，口腔的咀嚼度逐漸降低，是造成鬆垮的臉部肌肉、討人厭的面部皺紋提早報到的主要原因！

　　愛美是女性的天性，這樣的「文明顏面老化症」讓醫學美容診所如雨後春筍般一間一間地開，但要改善法令紋、細紋、臉型、嘴角下垂、扁嘴薄唇⋯⋯單靠補充膠原蛋白、醫學美容其實是治標不治本，「良好的咀嚼」才是最根本的方式。

🦷 正確運動你的臉,對抗地心引力

或許你聽過要瘦臉,可以利用按摩紓解淋巴,使經絡順暢、讓毒素排出的方法,但有一種方法在我們的日常生活中最常見不過,但往往也容易被忽視,那就是「咀嚼」。透過多次的咀嚼運動來鍛鍊臉部肌肉,就能收緊惱人的雙下巴,改善面部肌肉與骨骼平衡,並消除水腫,圓圓臉也能變成瓜子臉!沒想到這麼簡單吧?

臉要緊實,要靠嚼咬

為什麼瘦臉會與每天嚼咬的動作相關?那是因為臉部是全身肌肉分佈最密集的地方,尤其是表情肌的牽動,共有二十幾條肌肉,所以喜怒哀樂全寫在臉上是千真萬確的事!人體全身上下,只有嘴巴是由左右兩個顎關節連動,其他部位的關節都是單獨運作,就天生構造上而言,口腔咀嚼的功能設計屬最複雜的運動,既是運動器官組織,當然就要適度鍛鍊、運動你的臉,才能讓兩邊肌肉勻稱美觀。

　　隨著年齡增長、肌肉纖維的膠原蛋白逐漸流失，臉部肌肉本來就會逐漸鬆弛，無法像年輕時那樣 Q 彈豐潤，但就像是運動健身一樣，若能經由良好的牙齒咬合來維持臉部運動，是維持青春的最佳途徑！**「咀嚼」就是運動臉部肌肉最好的方法**，咬合不良的臉型常是虛胖的，我們常以為是發福了！臉部若不靠咀嚼動作讓肌肉充分伸展收縮，就像是平常極少運動到的小腹，明明少用到，卻因為狂吃猛喝造成皮下脂肪聚積的小肚皮，變成垂墜水腫的虛胖外型，與鍛鍊精實的腹肌完全不同。

梁醫師這麼說

🦷 整牙需要拔牙嗎？

傳統上，為了矯正目的把牙齒拔掉是不對的，應照每個人骨型、牙齒排列，東方人齒弓較窄，那麼就應拓寬移動、留出空間，好讓牙齒排列整齊，唇頰也會被撐起、看起來更飽滿，並不是削足適履，把好的牙齒拔掉。最常見的是把第一小臼齒拔除，再把前面亂擠的門牙排齊，但同時也常會向後移動，排成狹小的牙弓，雖然是排整齊了，卻是向後移位，造成唇頰支撐不足、扁塌及嘴角下垂。

　　醫學和臨床眾多的治療案例證明，咀嚼確實會影響臉型及全身健康。可能會有愛美的女性擔心咬出國字臉、大塊咀嚼肌，但事實上，顏面肌肉需要靠健康均衡的牙齒咬合支撐，**只要左右、上下前後排列的牙齒對稱性佳、發揮每一顆牙齒的正常功能，就能常保顏面肌膚和臉型的健美彈性，而不走樣。**

均衡咬食，跟肉肉臉 Say Bye

　　那麼到底該如何正確咀嚼、運動臉部呢？如同上一章所提到的，秘訣在於：每吃一口食物，就要咀嚼 30 次，利用前牙和左右小臼齒、大臼齒，平均地嚼咬食物。**均衡咬食，自然能除去臉部多餘的贅肉，讓臉部**

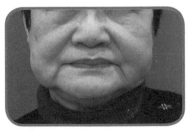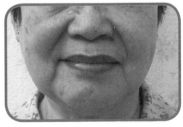

咀嚼肌是能被訓練的，就像跑步練腿力一樣，只要均衡嚼咬，就能改善臉部贅肉，讓臉頰緊實。

的線條緊緻又左右對稱。若因缺牙不補或咬合不良，只使用單側咀嚼食物，是造成左右顏面漸漸一胖一瘦、不對稱最常見的原因，咬合不良會讓臉部肌肉運動不均，形成大小臉。會只使用單側嚼咬，通常是因為某一側牙齒有蛀牙或缺牙的關係，因為咬了會痛，所以下意識避開，如果發現自己有這樣的情形，建議先至牙醫看診，否則情況無法改善，時間拖久了無法美顏不說，牙周破壞愈來愈嚴重，除了忍受疼痛外還更花錢。

梁醫師這麼說

 瘦臉工具有效嗎？

市面上販售的許多小臉工具，到底有沒有用呢？許多女性朋友可能都有這樣的疑問。其實，此種小工具的確可以達到按摩淋巴、消除水腫等效果，但無法改變臉部肌肉，甚至是拉提肌膚，且使用時也要注意，要配合化妝水或乳液，增加皮膚滑順度，否則硬是在乾燥的皮膚上做拉提，很有可能造成皺紋或者皮膚鬆弛的狀況出現。

臉部運動，三要二不要

只要你三餐都照著做，就可以成功向皺紋、法令紋、大小臉説再見！

三要	
要小口進食	豪邁地大口吃反而不容易咀嚼，小口吃才是上策。
要咬三十下	平均每吃進一口食物，至少要嚼咬 20 至 30 下才可吞進肚子裡。
要均衡嚼咬	左右側牙齒都利用到，才能運動到每一條臉部肌肉。
二不要	
不要邊吃邊工作	容易狼吞虎嚥，臉部肌肉運動不足。
不要用單側咀嚼	單側嚼咬容易造成大小臉。

　　你一定有聽過「不要太常吃口香糖，不然臉會變大」
這句話，或是網路上曾風靡的「口香糖瘦臉法」（利
用各顆牙齒均衡嚼食口香糖，達到訓練臉部肌肉的效
果），到底哪個才是真的？咬口香糖到底會讓臉變大
還是變小？其實，口香糖的硬度很低，不大會增加咀
嚼肌的收縮力，能產生的顏面肌肉運動效果不大。

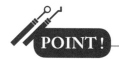

POINT !

- 口腔構造上本屬運動器官，善用「咀嚼」運
  動臉部肌肉，就能維持美麗臉龐。

- 良好的咀嚼：三餐吃飯小口吃、每一口都咬
  30 次並均衡嚼咬。

🦷 腸胃顧好，臉就不老

皮膚及其下方的皮下脂肪是由底層的肌肉所支撐，人在三十歲後，皮膚內的膠質及水分含量會逐漸開始減少，肌肉也開始衰退，臉部輪廓容易走樣。所以愛美的人們會靠著補充膠原蛋白及臉部按摩防止皮膚老化。此外，也有此一說：會引起皮膚鬆弛、粗糙的原因，關鍵在於「腸胃」，因為腸胃不好，就無法充分吸收營養，並提供給肌肉、皮膚。當一個人的腸胃順暢，體內自然無毒素累積、也沒有多餘脂肪堆積，皮膚也一定能夠光滑亮麗。

相信多數人都聽過「吃什麼像什麼」，而均衡飲食、補充水分蔬果等，大家都聽到膩了，但是你是否覺得很耳熟？

- 多吃食物、避免吃太多精緻化食品。
- 多吃水果和高纖維質的蔬菜。
- 細嚼慢嚥，促進消化功能，避免毒素累積體內。

這些不就是我們一直在強調的「良好的咀嚼方式」嗎?

沒錯,**造成腸胃不佳、吸收不良的最大原因就是咀嚼不當!**所以說,延緩顏面老化,「臉部運動」絕對是一兼二顧,不會錯的好方法!

細細咀嚼,跟老化說 NO

如果不想要自己看起來快速顯老,頻頻「運動你的臉」一定會有所幫助,「咀嚼」是對臉部最好的運動。人體的體重有一半是由肌肉組成,主宰眼睛開闔、心臟跳動以及大腸蠕動、身體的行動。而運動才能強健肌肉,是天地不違的法則!**人進行咀嚼時,產生的唾液激素能夠幫助大腦活化,大腦會更加積極地指揮身體的新陳代謝;**代謝不好、循環不良就是皮膚暗沉、皺紋產生的最大原因,一旦人體的新陳代謝佳,皮膚自然會好。

以咀嚼來說,在活絡動作的當下,臉部的血流量將大增,是平常靜止時候的好幾倍;而一旦有豐沛血流

全身血液分配比較表

　　靜態不運動和運動時，全身的血液分配可見下表。臉部肌肉屬於骨骼肌，運動時，骨骼肌的血流量比不運動時增加四倍；血液循環愈好，肌膚細胞所能接收到的養分就愈充足，就是所謂的活血養顏，促進新陳代謝。

	靜止時的 血流量佔比 (%)	運動時的 血流量佔比 (%)
腦部	15	5
消化器官	25	5
腎臟	20	5
骨骼肌	**20**	**80**
其他部位	20	5

量為肌肉帶來養分，肌膚將能維持年輕時的活力彈性，較不容易衰老。臉部肌肉屬於骨骼肌，骨骼肌在靜止、不運動時，平均血流量大約只佔全身血液的 20％，運動時，全身 80％的血液都會流通集中到肌肉，供給能量。當進行咀嚼運動時，大腦就會下令：「全體注意！以目前運作的部位為主！」將養分全力灌注到正在運動的臉部肌肉，如此，臉部的骨骼肌的血流量就會比不咀嚼時增加數倍！

我們都知道，血液循環好、細胞養分供應充足時，皮下微血管透出的亮麗自然膚色就如玫瑰好氣色，而不是面如「菜菜子」，所以美白抗氧化就要靠活絡肌膚的血液循環，便能常保康健。同理，吃飯好好地咀嚼，健康的咬合才有強壯的咬肌，有強壯的咬肌才有健康的顏面。咀嚼就是臉部最好的瑜珈運動，能增加氧活，維持青春面容，愈嚼愈年輕。

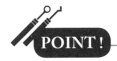

POINT！

● 只要口腔狀況正常健康，適當的咀嚼並不會影響到臉型。

● 良好的咀嚼（臉部運動），可加強顏面肌肉強度，避免鬆弛老化。

● 食物咬得細碎，能幫助腸胃有效吸收，提供肌膚所需養分、維持好膚況、好顏值。

04
沒牙也能嚼，
假牙咀嚼力

　　前文提及的大多是以還保有許多真牙的咀嚼情況，這時候就有人會問了：「倘若因年齡增長或其他因素，造成牙齒逐漸凋零掉落的話該怎麼辦呢？是否就無法利用咀嚼防老、維持青春與活力呢？」

　　一般人想到假牙，通常都會覺得似乎只能吃較軟爛的食物，無法再像擁有自己的真牙時那樣，吃較有嚼勁的肉乾或是口感較硬的芭樂、蘋果等，但是其實只要有一副好的假牙，還是可以保有相當的咀嚼力，享受進食的樂趣！這個小節就是要告訴你，如何善待自己的假牙，維持良好的咀嚼能力，讓你愈嚼愈健康，不再食之無味。

🦷 都戴假牙了，還能咬嗎？

所謂的假牙，其實不單指全口假牙，它有很多形式，包括單顆的植牙、留下部分真牙但其上套著外表像個帽子的牙冠、連接三至四顆牙齒的牙橋、局部活動式假牙、全口活動假牙等，都算是假牙的一種。人面臨老化，嘴裡缺牙本屬正常現象，但是假牙並非做好就不用照顧，反而更需要細心對待。

咀嚼方面最有問題的大都是牙齒拔光，裝戴全口假牙或局部活動假牙的患者，尤其全口義齒病人的咀嚼肌力只有真牙的四分之一，其咀嚼效率（咬碎食物的能力）只有自然齒列的 25％。**肌肉衰退和牙床吸收等老化現象，將使得咬力和承受壓力的能力下降，是造成全口假牙患者愈到老年，愈不好咬的原因。**不同的食物韌性和硬度不同，愈堅硬的食物就需要愈大的咀嚼力，才能有效地進行咀嚼咬碎；老年人的咀嚼力尤其會下降到年輕時的四分之一，大約只有 5 至 10 公斤，基本上無法咀嚼過硬的食物和高纖維蔬菜（約需 20 ～ 30 公斤咬力）。

假牙咀嚼，靠肌力

咀嚼和吞嚥都是一種習慣，吞嚥指的是每個人把食物咬到自己感到舒適能吞下的細碎程度，再吞咽入喉；但每個人感覺舒適的食物咬碎程度也有所不同，研究顯示：咀嚼能力不好的人，吞下的都是未嚼碎、粗粒的食物；因此，咀嚼效率不佳的人，吞嚥食物前並不會代償性增加咀嚼次數。

義齒病人需要比平常人還要多四倍的咀嚼次數，才能將食物咬得像真牙一樣碎，咀嚼肌強壯有力的病人很快就能適應假牙；相對來說，咀嚼肌瘦弱無力的老年病人，就老是咬不動。但真的是咬不動嗎？其實不是咬不動，而是要用更多的次數咬，才能咬得碎，夠

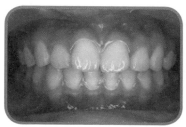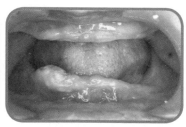

全口無牙患者（右）即便裝戴假牙，咀嚼能力仍只有正常人真牙（左）的四分之一。

假牙的種類

依據假牙在口腔牙床中的支持特性，大致分為固定式假牙及活動式假牙。固定假牙經由牙齒或植體固定在顎骨上，支持咬力強；活動假牙壓在缺牙區的牙床和黏膜上，支持咬力弱。

分類	特點	種類
固定式假牙	有穩定堅固、體積小，佩戴舒適的特點。 缺點： 只適合拿來修復口腔中一顆或少數幾顆的缺失牙，不適用牙齒缺失過多的患者。	●植牙 ●牙冠套 ●牙橋
活動式假牙	利用缺失牙牙床和剩餘的牙齒、齒槽骨及上顎作為支持，透過掛鉤固位於口腔中，是可以摘戴取下的假牙。 缺點： 佩戴時舒適感不如固定假牙，需要更長時間適應。	●局部假牙 ●全口假牙

碎才好吞咽！慢慢地咬，多咬幾下，就能訓練出「能咬」的假牙。

我們必須要認清一件事：**假牙只是一樣工具，就像腳踏車要靠腿力去騎才能轉動上路，所謂咬不動，主要是患者本身臉部咀嚼肌瘦弱無力的問題**，就好比不運動的人，因為腿沒有足夠力量，所以無法爬高山、走遠路。不過，身體上所有的肌肉都是可以鍛鍊的，裝配良好的假牙後，只要練習使用半年、一年，咀嚼肌力都會漸漸強化康復，就漸漸能咬。

全口假牙患者能咬食什麼東西，主要受限於本身的牙床條件和咀嚼肌強健度。食物的選擇因人而異，牙床狀況不好和肌肉運動協調能力較差的患者，起初戴假牙時，應儘量避免吃黏性食物（會讓假牙黏著位移）、高纖維性的蔬菜，食材選擇應由軟至硬，慢慢調整。在使用假牙一到二年後，患者的咀嚼肌力會逐漸康復增強，口舌咀嚼運動協調能力也提高，牙床黏膜承受壓力的能力增強，就能開始嚼食較硬的食物。

養成新的咀嚼習慣

　　一般人天生的咀嚼習慣，是咀嚼時下顎自然向左側或右側移動，使用單側咀嚼；漸漸地，隨著口腔狀況的改變，例如局部牙齒拔除，某些牙齒因牙周病鬆動疼痛，或一側牙齒數目較多、較牢，病人就會自動選擇較能負荷咬力的一側咀嚼，形成新的偏差咀嚼習慣。如果病人後面的牙齒拔除，就會習慣下巴向前咬，需要較長一段時間才會習慣新的假牙。

　　牙床過度吸收窄小，或剩餘單側牙齒的患者，已養成偏向一側的咀嚼運動習慣，一般在新裝假牙時，都會較難適應，感覺不習慣、咬起來不自然。其實是因

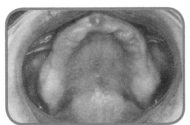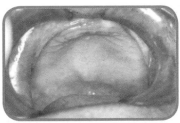

牙床大小、高低、寬窄會漸漸老化、衰退，進而影響假牙的嚼咬能力。左圖還看得到牙床，右圖牙床已明顯萎縮。

為他所習慣的是以前缺牙偏歪的下顎運動習慣。**假牙患者應練習左、右兩邊同時咀嚼，避免用前牙或單邊咀嚼，一兩個月後便能適應。**尤其是全口假牙患者，在進食時，應把肉類蔬菜切成小塊小段，並用舌頭把食物推放在兩側牙齒，下巴上下兩側同時咀嚼食物，假牙才會穩定不鬆動，才會好咬。因為全口假牙是擺放在口腔黏膜上，不像真牙是有牙根固定在牙床骨內，所以**需學習新的咀嚼方式，讓假牙左右側在咀嚼時同時維持穩定。**簡單地說：若用前牙咬時，感覺假牙會移動，就不要用前牙咬，改用兩側後牙咬。

如果配戴假牙的咀嚼效果不佳，進食時多咬幾下，

梁醫師這麼說

全口假牙患者的食物處理

肉類食物切成小塊烹煮，不要太大塊，蔬菜切小段煮軟一點。要多咀嚼刺激唾液、胃酸、肝膽胰臟分泌消化液，都有助食物消化吸收。千萬不要聽信謠言把食物打成汁液來喝，只有臨終癌末病人完全不能咀嚼才需要這樣做。愈不咀嚼就愈沒有力，更致使消化不良、營養不足。

漸漸地就能咬得比較碎、比較好吞嚥，這也是為什麼很多老病人在戴了全口假牙多年之後，又好像什麼都能咬食的原因。「咀嚼」是一種選擇性的習慣動作，缺牙患者在咀嚼時會選擇：較寬大牙床那一側、上下牙床齒列對正的一側、好的黏膜那一側或是拔牙前習慣咬的一側來咬。習慣雖然是過去日久養成的，但並非不能改變，只要多點忍耐、恆心與毅力和盼望，再次養成新習慣，就能成自然。就像捷安特自行車的老闆九十多歲還能騎單車環島一樣，世上無難事，只怕有心人。

患者與家屬的自我認知很重要

每一位全口假牙患者，都需要學習正確的咀嚼方法，即便戴了很多年全口假牙的病人，也不一定完全懂得正確的使用方式。全口假牙使用者和家屬最大的問題，是還不夠體認全口缺牙其實等同於口腔的殘廢，假牙就像缺腿人的義肢，能走路、活動已不容易，不能希望假牙像真牙一樣好咬好用。

　　想不想吃東西與自身情緒有關，但要吃東西是因為必須照顧自己身體健康、補充營養所需，這也是家屬照顧老人家必須要有的認知和責任。全口假牙患者也得有自我心理建設的準備，因為拔牙後咀嚼能力肯定會變差，就更要努力地多咬，把食物咬到夠碎、能吞的程度，養成新的進食習慣，不要輕言放棄硬質食材，只要習慣了，就能恢復一定的咀嚼能力。家人對戴活動假牙老人家的飲食，更不要像替嬰孩餵奶的心態，只求輕鬆簡單。老人家能否好好吃，醫病雙方都有責任，人人都盡責，孝親才免責。

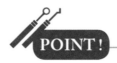

POINT !

- 只要咀嚼能力佳，裝戴假牙也能好好咬。

- 配戴全口假牙的患者應以兩側齒列同時咀嚼、假牙會較穩定，多咬幾下，方能順利進食。

- 咀嚼力是可以訓練的，每一口細嚼慢嚥，將食物咬得細碎，全口假牙患者也能愈吃愈硬。

- 假牙患者最重要的是心態，要像法國人那樣享受美食、感恩能食。

無牙患者能不能咬的原因

全口無牙的患者因為只能利用假牙咀嚼，需配合正確的咬合高度、良好的牙床及咀嚼能力等，才能順利進行咬碎食物及吞嚥的動作。通常，若配戴假牙的患者出現食不下嚥的情況時，可能是被下表的某幾個因素所影響。

咀嚼：食物之研磨	吞嚥：食物團之輸送
● 正確的義齒排列咬合	● 正確的義齒形態（空間）
● 良好牙床負荷能力	● 正確的咬合高度
● 強健的肌咬力	● 唾液的質量
● 協調的顎關節運動	● 病患之情緒心理（食慾）

🦷 良好的假牙，靠的是勤加保養

怎樣知道假牙做得好或不好，其實配戴的人最清楚。因價格考量，台灣患者有時會選擇活動假牙，一般的製作程序：牙醫師先替病患印齒模，再將齒模交由齒模技師製作假牙，最後再由牙醫師替患者裝戴。印齒模、雕刻假牙都有其專業分工，可是活動假牙配戴後的舒適與否，與個人對於活動假牙的保養和清潔大有關係。

良好的活動假牙的使用壽命通常有五至十年，特別是老年人的全口假牙，三到五年就因為牙床吸收，需要定期全面檢修、更換底襯或重做新的假牙。活動假牙出現脫落、斷裂、磨損等問題時，更要立刻到診所進行修補或更換，不要勉強使用。固定假牙根據材料、牙周的條件和個人咀嚼力的不同，醫學統計平均使用壽命約十四年，但根據個體的不同差異也頗大，有人一用就用了二、三十年都沒問題，也有不到兩年就出問題。這與醫師的技術、假牙材料及患者口腔狀況及

飲食習慣都有關係。

　　牙尖嘴利，好像是罵人的話，其實用在活動假牙的咀嚼上，也滿有道理。尖銳的牙齒像利刃，容易切割食物，假牙用久磨平了，就像刀子鈍了，咀嚼效果就比較差，需定期到牙醫診所磨尖磨利，而多年過度磨平的假牙就像磨平的汽車輪胎，需要重做。

要把假牙當作真牙照顧

　　一般來說，當缺牙過多時，少了真牙做為支撐力道，此時就只能選擇活動假牙或植牙，但是配戴活動假牙時，口腔常伴隨異物感且容易鬆脫、造成牙床疼痛，

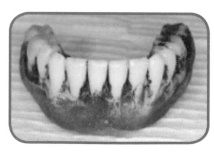

假牙材質和每個人的飲食習慣都會影響假牙使用的壽命年限。

患者甚至不敢說話或張口大笑，就怕假牙掉落。

通常患者在假牙鬆脫的初期，還會頻繁找醫師調整，但幾次調整下來，發現成效不佳，多數人就會忍著疼痛吃飯，或者開始使用假牙黏著劑，或乾脆不戴。但活動假牙容易脫落的原因，常常是跟周邊牙齒有關，有時假牙的金屬鉤子會發生鬆脫、斷裂；再者，隨著年紀增長，牙床、齒槽骨慢慢萎縮，更有可能是因為剩餘的牙齒疾病惡化了，或假牙清潔不當使得材質變化……等，這些都是林林總總會造成假牙配戴後讓口腔感覺不舒服的因素，大多都可由牙醫師處理改善的。

也曾有患者因為假牙鬆脫後未就醫調整，又加上吃檳榔、抽菸、喝酒，種種危險因子，再加上配戴不良的假牙，長期下來頻頻摩擦口腔黏膜，結果最後演變成口腔癌！並非戴假牙會長癌，是口腔不良的因素刺激引發口腔癌。雖然是極少見的個案，但若**假牙一旦出問題，仍然要重視，趕快處理、盡快就醫**，否則有可能引發更嚴重的疾病。

假牙鬆脫的可能原因

　　假牙鬆脫的原因很多，不只是和假牙本身有關，也可能是口腔健康出了問題所導致。頭髮都要年月定期修剪了，假牙半年保養一次最保險。

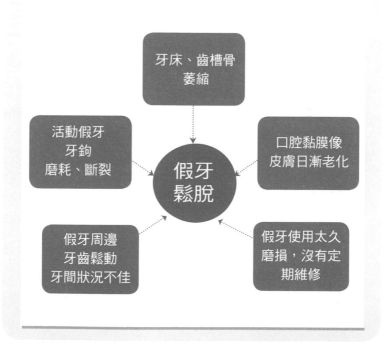

假牙的清潔方式

很多人都知道維護口腔衛生很重要，事實上，**裝了假牙之後，維護口腔衛生更是重點！**

假牙清潔的原則和觀念大同小異，有時甚至比未配戴假牙的人更需要注意。清潔方法分成兩大類：固定式假牙的清潔法、活動式假牙的清潔法。

清潔固定式假牙

固定式假牙無法拿下來清洗，且因材質及形狀的關係，比正常牙齒更容易沾附牙菌斑，所以更應注意口腔衛生清潔。除了按照一般的刷牙原則外，常需要用以下工具來輔助清潔。

● **牙間刷：**

前端刷毛呈錐型的一種牙刷，用來刷較大的兩牙間齒縫。牙周病的人，牙齦會向下萎縮，使得牙間縫隙變大，建議在每日早晚平常刷完牙之後，再用牙間刷清潔牙縫。好好用功刷，齒壽多十年。

● **牙線穿引器：**

　　牙橋因前後固連牙齒在一起，一般牙線無法像單獨的牙齒那樣從上面穿入，牙線穿引器與一般牙線的不同點，在於其前端較細且硬，可以很輕易地從齒縫間穿過，讓後端的牙線在齒縫間來去自如地清潔、刮下齒垢。

● **沖牙機：**

　　家用型沖牙機的原理是利用高壓水柱沖刷齒縫和牙齒表面，較不容易藏污納垢。有些人誤以為沖牙機的效果和電動牙刷相同，但事實上功用各有不同，許多老年人體力智能日漸退化，包括自主管理手足運動失調失控的人，沖牙機對他們來說都是很好的口腔清潔輔助工具。

清潔活動式假牙

　　活動式假牙雖然可以拿下來清潔，但因材質大部分是樹脂，較易摔碎，在清潔時要小心，在取下時也要避免掉在地上，否則容易破損。

● **選用較硬刷毛牙刷：**

刷假牙的牙刷不要選軟毛的，應選用較硬的刷毛，因為樹脂材質硬且屬多孔性，非常容易沾黏食物殘渣和抽菸、咖啡、茶等食物色素沉澱，太軟的毛可能會刷不動。

● **選擇細質地的牙膏：**

應選用質地細密的牙膏，盡量不要使用有顆粒的牙膏，含有顆粒反而會過度磨擦假牙表面，造成刮損。更不要用粗顆粒的鹽來刷牙。

● **偶爾使用清潔錠：**

假牙清潔錠含蛋白水解酶，可分解牙齒表面細菌。

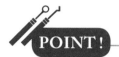

POINT !

即便是假牙也需要用心照護，如同真牙一般，
平日做足清潔、定期至牙科檢查，長治才能久
安。

牙專欄

3

我適合哪種假牙？

每個人的口腔狀況、家庭經濟條件和生活工作不同，所以適合的治療方式也不一樣。

固定式假牙

一般來說，固定式假牙價格較高，如以材質計價，一顆固定式牙冠的收費價格從五千元到五萬元都有。台北市牙醫師公會的參考價平均在幾千到三萬之間，光是金屬選用黃金或是鋼合金，價差就差三倍，一顆約五千元到兩萬元之間。作法上牙醫師會先把壞掉的牙齒修磨變小，然後做一個完整的牙冠，就像戴帽子一樣戴在原來的牙齒上。另一種情況是整顆牙齒無法治療而被拔除，就需在相鄰的齒中牙間，做一顆形狀完整的假牙齒，支撐在兩旁已磨小的真牙上，當橋墩來固定住，稱做牙橋。

活動式假牙

活動式假牙又分成全口假牙或局部活動假牙，全口假牙單純以材質計算，單顎約二～五萬元，上下加起來，通常一副牙約四～十萬元，如果是頂級的義齒專家，收費更會貴三倍。局部活動假牙則是以單側或雙側缺牙數來定價，再搭配材質選擇，例如塑膠樹脂和合金、黃金，從一～十萬元都有，價差很大。所謂活動式就是可以自行把它拿下來清洗再裝上去。挑選時可依自己的經濟能力跟牙醫師充分討論之後再做決定。

民眾在做假牙選擇時，常有一個不正確的觀念，認為材料是主要因素，其實真正的價格和價值是做工，也就是醫師的技能，不是材料。就像女仕買名牌包和山寨包，是一樣的道理。

Chapter

3

牙科醫生，
也管整容？！

口腔保健其實跟臉部的容貌大有關係！如果你還單純地以為只要不蛀牙，就代表口腔健康，可能會在某天一早醒來，看見鏡子裡的你突然比記憶中的自己老了很多，然後開始拼命擦保養品、吃膠原蛋白、按摩，卻發現似乎一點用也沒有……

　　本章節除了告訴你為何顧好牙就能美顏，更舉出多個實際案例，讓你了解自己的牙齒和容貌是息息相關、互為表裡的。

01

口腔狀況
跟容貌大有關係

　　坊間美容診所林立，許多女性經常花大錢在臉上修修補補，但是門診裡有不少女孩子五官清秀，屬於天生美人胚子，只可惜因為牙齒排列不整齊、長期忽視咬合不正的問題，造成暴牙、錯咬而「臉歪嘴斜」。我經常說：「臉由齒生、相隨齒變。」也許從來沒有人告訴過這位美女，只要在年輕的時候早點接受齒列矯正，讓左右兩邊和下半臉的肌肉勻稱結實，往後就能省去許多注射肉毒桿菌或是玻尿酸的功夫。

　　至於許多長者擔心的臉部兩頰肌肉下垂，有時可能不是生理、自然老化的現象，同樣地，很有可能是因缺牙等咀嚼或咬合的問題造成「咬合顏面老化」的疾

病，可喜的是，這是可逆的，只要針對問題解決，修好牙齒同時還可恢復青春容顏。許多銀髮族不敢出門交朋友，失去社交活動，不僅臉上無光采、也無法擁有真正的樂齡生活，多可惜！

🦷 牙齒好，臉就美

你可曾想過，顏面的美容跟牙齒有關嗎？研究發現，**會產生顏面部變形或不對稱大小臉的成因，是導因於局部牙齒之拔除、咀嚼位置及方式的改變**。美容醫學所提供的是病理療法（治病），只有恢復臉部肌膚以及正常的咀嚼運動機能才是生理療法（防病）、功能療法（抗老），所以想整容前，不妨先看看牙醫吧！

一般人提到口腔衛生，都會直接性地想到「刷牙」，以為飯後刷牙、使用牙線、牙尖刷、漱口水就是做好口腔保健；但其實口腔衛生不只是關乎於刷牙，還包含口腔內的咬合力、牙齒的整齊度等。而口腔的咬合是造成臉部面容改變的最大因素，一旦由牙齒和顏面

部肌肉掌控的咬合高度不足、咬合失衡、咬合喪失，就代表顏面部骨骼和肌肉整結構出了問題，只是未經檢查不知道，長時間下來就很可能變成大小臉、大小眼、雙下巴……甚至從面目端正變成臉歪嘴斜，從青春少女變成歐巴桑大嬸。

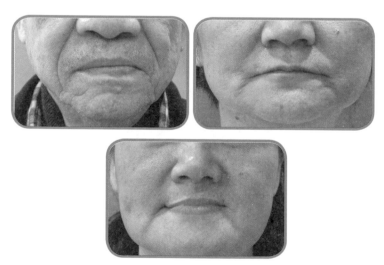

口腔咬合不佳，會加速顏面部肌膚鬆弛、老化，加重法令紋、雙下巴的程度。

造成面部容貌改變的主要因素

　　咬合造成的顏面老化是因為傷害性咬合持續性破壞口腔，導致容顏蒼老，很多人誤以為是正常老年現象，但其實只要治療好，就能還你原本的面容。下表為三個主要造成面容改變的口腔不良因素。

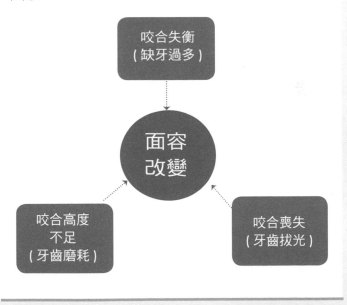

老態，是壞牙害的

下顎咀嚼較硬的食物時，咀嚼肌群可產生 60 至 100 公斤的收縮力，在未缺少任何一顆牙齒的情況下，**每顆牙的平均受力就已高達 4 ～ 5 公斤**，小小一顆牙，我們很難想像它竟然要承受這樣大的撞擊力；所以，如果缺了某幾顆牙齒卻不補，那麼剩下的牙齒就必須承擔更多的力量，將加快磨損的速度。尤其，後面的大小臼齒，其牙體牙根比前牙粗大，要承受 80％的咬力，一旦後牙蛀掉了、拔掉了，那麼其他牙齒就是苦上加苦，勞上加勞，遲早都「命在旦夕」了。

梁醫師這麼說

🦷 臉部的主要骨構

臉部最堅硬的骨頭為頭骨和下顎骨，尤其下顎骨，是從兩邊耳下延伸到下巴一整塊骨頭，是臉部最堅硬且唯一可自由運動的骨頭。而上排牙齒是嵌在上顎骨上，構成口腔上中臉部半段連接到眼眶底部。這兩塊骨頭等同於整個口腔的骨架，幫助支撐大半個顏面部，如果這個部位的牙齒牙周出了問題，顏面一定會出問體。

咬合顏面老化的病理性過程

上下齒列及牙周組織長期持續遭受破壞、磨耗，或被拔除

咬合力左右及前後失衡、無法均衡咀嚼

影響面部肌肉運動，咀嚼功能弱化

顏面各部位皮膚肌肉及骨骼廢用性早期老化，瘦弱、萎縮及咀嚼無力

- 顏面外觀輪廓變形、老化
- 咀嚼功能弱化
- 自我蒼老形象心境的身心障礙病症

　　牙齒除了咀嚼的功能之外，更有支撐整個顏面的作用。上下顎骨和牙齒支撐著臉的長度，加上臉頰旁的咬肌咀嚼咬力可刺激牙床，齒槽骨才不致於萎縮吸收。一旦牙齒缺失拔除後，齒槽骨萎縮，下巴和顏面部的肌膚就會塌陷，整張臉垮下來，就容易臉皺皮鬆，看起來怎麼可能不老態龍鍾呢？

　　有些人做了假牙頂住上下牙床高度，即便有了支撐，但假牙經過多年長期使用磨耗，當初製作時又未做得精準，同樣會發生咬合不正的問題，牽扯骨骼上的肌肉紋理，骨肉皮三者相互依存，互相影響下，從鼻翼延伸下來至嘴角附近的法令紋就會顯得深塌、唇形變

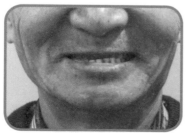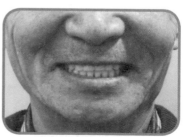

左圖為舊假牙製作不良、咬合不正；右圖重做假牙後改善咬合。

不良咬合對顏面部的影響

　　不良的咬合會造成臉部外貌變化，若發現自己有牙齒暴牙、法令紋深陷、眼角下垂、短下巴，左右大小臉等，都可能是不良咬合所致。

部位	面相	可能的造成原因
嘴唇	鬼牙	● 咬合不正上下顎骨發育差異大，前牙深咬及過度萌出
臉頰	法令紋深長	● 缺牙導致顏面肌理失調、拔牙後齒槽骨吸收塌陷 ● 慣咬左側，衰老的爪子臉
眼睛	雌雄眼	● 長期半邊缺牙、咬合失能
	三角眼	● 義齒製作不良，咀嚼能力降低，面部肌肉鬆弛
下巴	前突上提	● 後部牙齒拔除後咀嚼位置前移及方式改變、咬合高度減少 ● 口腔垂直高度嚴重喪失、人中變短
鼻孔	歪斜朝天	● 牙弓彎窄 ● 牙齒錯亂

薄、嘴角下垂歪斜，看起來一點也不慈眉善目，愁眉苦臉，反而容易讓人望而生畏、孤寒冷淡，這就不是樂齡生活了呀！

臉部皮膚、肌肉及上下顎骨，是臉部老化的主要發生處，所以一旦這些地方開始改變，看起來就會有老態。**臉部皮膚的老化主要是因為膠原蛋白的流失，或沒有獲得足夠的養分造成**，臉部肌肉的瘦弱則多是咬

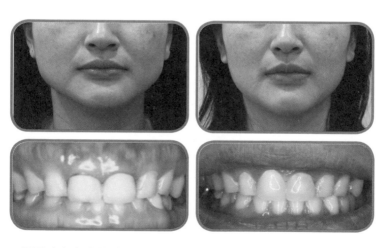

經過咬合高度的重建之後，整個臉型拉長，恢復成鵝蛋臉。

合失能和運動量不足造成肌肉鬆弛，也連帶影響面部皮膚血液循環。而缺牙及牙周疾病，就是導致咬合傷害、齒槽骨受損，上下顎骨萎縮、吸收的元兇。

顏面老化的特徵：

- 皮膚扁薄、皺紋、鬆弛、下垂。
- 鼻唇皺摺（法令紋）明顯加深。
- 嘴唇上下邊緣的肌膚有細微垂紋。
- 嘴唇扁薄、唇形歪斜。

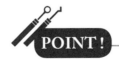

POINT！

咬合失衡、喪失或者咬合高度不足，都會影響顏面快速老化。

🦷 咬合不正導致大小臉

　　什麼是正常咬合？就是上下牙齒配對，前後左右要相連，就像當兵要能打仗，隊伍先要入列排整齊。例如：每一顆上排牙齒的牙尖對下來，正好是在下排兩顆牙齒中間的窩縫，上下兩排完全按此序列，像排隊一樣整整齊齊。

梁醫師這麼說

🦷 什麼是不正常的咬合

不正常咬合矯正學可分為以下幾種：

● 安格式一級咬合不正（Angle Class I）：第一大臼齒關係正常，但是牙齒排列不整或呈擁擠狀。

● 安格式二級咬合不正（Angle Class II）：第一大臼齒比正常咬合往後，前牙水平覆蓋比正常大（正常大約 2 至 4 mm），會造成下顎骨後縮的小下巴臉型，或是上顎前牙向前凸出的暴牙現象。

● 安格式三級咬合不正（Angle Class III）：第一大臼齒比正常咬合往前，前牙水平覆蓋是下牙在上牙前，形成錯咬，會造成下顎牙齒咬在上顎前牙的前面，也就是俗稱的地包天，或戽斗。

兒時矯正可預防成人咬合不正

有「咬合不正」這個疾病的人在台灣其實並不少見，只不過大部分人不以為意，因為不屬於短期內有致命風險的疾病，所以往往容易忽略其長遠終身的影響性、嚴重性。**中華民國齒顎矯正學會曾針對 1500 位十二歲年齡層的孩童進行咬合調查，發現有不同程度咬合不正問題的比例高達 72％。**

台北榮民總醫院齒顎矯正科的研究報告也指出，學齡孩童咬合不比的正例超過 62％，從小就有咬合不正的問題，但父母親多未重視，日積月累齒列受力不平均，**就算乳牙換掉重新長出恆齒，仍會影響恆齒的排**

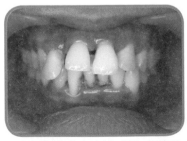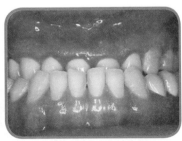

不正常的咬合會造成許多口腔疾病，並影響顏面部。左圖為散咬，右圖則是錯咬。

列、造成錯亂的不良咬合關係；所以說，若不及早治療乳牙的咬合問題，就會影響一輩子。以治療層面來說，真的很接近一句古詩：「少壯不努力，老大徒傷悲」。

咬合不正與青少年顏面發育有關。現代飲食精緻化、纖維少、小朋友往往沒有好好咀嚼，而牙齒發育是一個漸進更替的歲月流程，需要均衡地咀嚼，顏面才會長得健康。如果小朋友的乳牙有蛀牙時，就必須趕快補，不要認為反正還要換牙就不理，否則容易埋下恆牙咬合不正的因子。乳牙和恆牙是交替萌出，且有一定順序，若乳牙因蛀牙導致提早拔除，恆牙萌出沒有依靠就會東倒西歪。乳牙照顧不佳的兒童，恆牙齒列大都長不好，生長排列不對稱的齒列，就會有歪塌不對稱的面容，父母從小好好耕耘孩童的牙齒，對未來的容貌有決定性影響。

我自己在門診中的觀察，的確不分年紀，大約每十位就有五位有咬合不正的困擾，這些患者經常抱怨刷

牙刷不乾淨，尤其是相鄰牙齒交錯、參差不齊的牙縫很難清潔，容易蛀牙，更容易得牙周病；有時也因為難以好好咀嚼咬，降低食慾，影響營養攝取。更甚者，發音不正確之外，因兩側的咬合關係不均衡等，咀嚼肌無法平衡使用，造成左右臉部兩邊發育不對稱，臉型不對稱、大小臉、歪臉等，都可能發生。

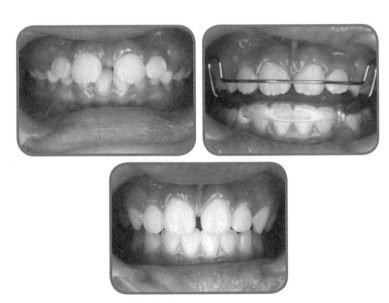

青幼年咬合不正通常是因為牙齒和牙床骨發育異常，經過矯正即可改善。

愈早矯正，效果愈好

口腔內咬合關係的治療方法，在學童牙齒生長和顎骨發育期，可以快速有效地導正；成人牙齒錯亂定型後再來矯正就更複雜耗時。一般，傳統矯正器大約需配戴兩年。

缺牙或咬合關係造成的傷害是經過長時間累積，愈早矯治可將傷害減到最低，製作固定牙橋或活動假牙修復，都比放任不管要來得「有救」多了。若長年都不處理，最後造成蛀牙太深、牙齦和齒槽骨吸收萎縮、牙周病等更大的問題，最終就是拔除喪齒。所以還是老話一句：早治早好，晚治難好，不治不好！

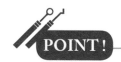

POINT !

矯正牙齒不是愛美女性的專利，咬合不正會造成蛀牙、牙周病，甚至中老年牙齒和外貌容顏的改變，應及早矯正。

各種咬合傷害造成的影響

牙齒缺損和排列不整齊的咬合傷害會造成齒槽骨吸收、牙齒磨耗，顎關節咬東西時易出現雜音和疼痛。接著頭頸部的肌肉群也會痠痛，更有患者發生偏頭痛的情況，可能的原因就來自於咬合傷害！

名詞	定義	影響性
咬合傷害	因不均衡的牙齒排列對咬，造成患者口腔牙齒、牙周、咀嚼肌、顎關節的組織病變。	● 影響身體消化吸收 ● 造成容顏蒼老 ● 影響生活和身心健康
傷害性咬合	牙齒表面牙釉質（琺瑯質）和牙本質磨耗，造成牙齒、牙周、咀嚼肌、顎關節組織發生病理變化，破壞牙齒排列。	● 牙齒磨損 ● 齒槽骨吸收、牙齦萎縮 ● 顳顎關節疼痛障礙 ● 頭頸肌肉失衡痠痛
咬合傷害症	因持續性咬合傷害造成的一種無法自行康復，且會加速惡化、造成更嚴重的口腔組織病變及口腔咀嚼功能弱化的永久性傷害。必須立刻治療。	● 咀嚼無力 ● 顏面肌膚蒼老 ● 因牙齒造成的自我形象身心障礙困擾

02

修齒養顏術
案例分享

你相信面相嗎？作為一位牙科醫師，天天面對病患，自然也看見人的面相。面相學上，俗稱排列亂七八糟的牙齒為「鬼牙」，認為一口亂牙的人喜愛說三道四、胡言亂語；而大小臉則是代表個性陰晴不定、行事亦正亦邪；古語說：「相由心生」，但我當了四十年牙醫，敢鐵口直斷地說：「相由齒生」。美國總統林肯說過一句名言：人過了四十歲，就該為自己的長相負責。我經常告訴我的患者：無牙就無骨、無骨就無肉、無肉就無力、無力就無顏！牙齒保健不單是防病，更是養顏防老。

一位戴上全口假牙的患者，咀嚼力只有真牙的五分

之一，原本有 35 公斤、可以咬牛排的咬力，可能只剩下 7 公斤吃漢堡，將會愈咬愈痛苦，愈來愈不喜歡好好咀嚼、享受食物。對老年人來說，面部老化事小，失去充足營養攝取危及健康才是更嚴重的傷害。所謂牽一髮而動全身，每顆牙都是息息相關的，缺一顆牙齒時就該提高警覺，立刻修補，將牙床穩定，像是做傳統牙橋或是藉著矯正將空間關閉、復原咬合，齒歪嘴斜等各種顏面傷害就能及早預防。

咬合重建，抗老回春

咬合重建主要是針對口腔的不良現況去做改善，例如：缺牙過久造成齒列不整、嚴重磨耗，或是牙周遭破壞、缺牙過多等情形，這些口腔症狀影響了正常的咀嚼功能，也會造成顏面外觀改變，所以必須對口腔內的咬合做全新的復建，其中包括牙齒的外型、高度和上下齒列的正確咬合關係都得重新建立。

重建的方式包括傳統的固定牙套、牙橋、活動假牙或是人工植牙等，但若是遇上了如全口缺牙這類複雜

的口腔狀況，則需要全面的專業評估及診斷，才能找出肌力、牙床潛在的問題。有些牙醫師或患者以為只要用製作假牙的方式處理，想要速效解決複雜的口腔病況，卻忽略了牙床與顏面肌肉、神經系統及顳顎關節之間的整體協調性，往往無法完全改善，每隔一段時間就會出現小問題。想要迅速解決，結果反而變成常常往牙科診所跑、常常在拔牙、換牙套；久而久之，口腔條件愈來愈不理想，牙齒愈拔愈多也愈難治療。

　　後文將會列舉一些我在門診時所遇到的咬合顏面傷害個案，許多患者因為口腔問題，導致顏面部有變形、老化等狀況，經過治療修復之後，每個人都神清氣爽，彷彿變了一個人般。牙齒咬合對顏面健康的關連和影響，這是很多牙醫師都不大認識的，更不要說一般民眾了！希望能藉由這些案例，喚起民眾對口腔保健的重視。

良好的咬合對人體好處多多

良好的咬合可以促進全身的健康，甚至擴及心靈層面，對人體幫助甚多。健康的咬合應包含以下六個要素：

完整的齒列
提供均衡健康的咀嚼功能

正確咬合高度
刺激咀嚼肌群正常生理運動

良好咀嚼運動
促進顏面肌膚血液循環，保持皮膚活力彈性

唾液正常分泌
咀嚼刺激唾液分泌酵素，促進食物消化吸收

味蕾、味覺及唾液相互配合
三者循環產生食慾、美食快感、飽足感、滿足感

維持生活愉悅
刺激活化大、小腦，好好食三餐

案例A｜暴牙

患者：安妮，28 歲的外籍女性

症狀：門牙外突，暴牙

在風和日麗的某一天，這位正值二八年華的年輕女性陪伴八十歲的雇主上門看牙，她叫安妮，雇主是我看診多年的老病友。安妮是個外籍看護，在台灣工作好多年了，雇主對她也不錯，和樂融融視同家人。不過，站在治療檯旁陪伴雇主看診的她卻突然苦著臉說：「院長，不知道為什麼，最近兩年我的門牙愈暴愈出來……」。待雇主看完後，我請她坐上診療椅檢查口腔，發現她的後排牙齒缺了一顆牙。「後面缺了一顆牙齒，你知道嗎？」我問。「嗯……已經好幾年了，跟這個有關係嗎？」她露出疑惑的表情。

許多人不能理解：「怎麼我愈來愈暴牙了呢？」殊不知，缺牙問題會造成「年輕牙周型咬合傷害症」，牙床骨吸收嚴重，大多數牙齒已相當搖動。後面的缺牙好幾年都未處理，因為這一顆缺牙，每天咀嚼時的咬合力道集中於深咬的前牙，導致門牙逐漸向外突出，長期的咬力傷害造成牙周傷害，使得齒槽骨吸收、牙齒開散。這種病症的時間拖得愈久，狀況就會愈糟，牙齒可能接著一顆顆掉光。

　　我告訴安妮，她的病情其實已相當嚴重，要進行徹底的牙橋咬合重建復康，時間金錢都相當可觀，她一聽，臉變得更愁苦了。不過，人間處處有溫情，她的雇主在旁邊靜靜聽完後，私下拉著我到一邊說他會替安妮支付醫療的費用，請我費心把她治好。我看著這個外省籍的榮民老先生，再一次感受到台灣人的美。在我們的門診裡經過半年的治療，安妮的牙齒恢復健康，整個人的面部輪廓、容貌氣質都大幅改變，陪著主人到診所的她看起來臉上的笑容更多、也變得更快樂。

　　故事說完了，這也已是十年前的舊事，但每一回要上課，編排到安妮的照片，我心中都會湧起一股暖意，也更深刻體會一個口腔醫療工作者的願景和使命。

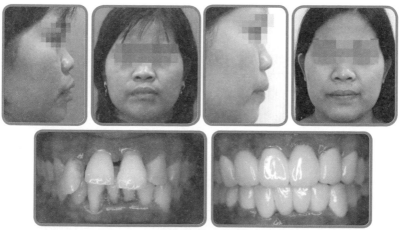

安妮經過治療之後，臉型改變，嘴唇也可以順利閉合了。

案例B｜大小臉

患者：B 小姐，42 歲 OL

症狀：臉形不對稱

　　B 小姐是一位四十二歲的粉領族，推開門進入診間時，我端看她的長相，原本應該是端莊溫柔型的女子，但左右兩邊臉型極不對稱，問診時也不怎麼喜歡開口說話、臉上沒有笑容。從談話之中，我發現她的上下前牙深咬，下門牙錯亂擁擠，並且右半邊的上排後牙已被拔除，缺牙多年也未裝上義齒；經過更詳細的 X 光檢查，病況更嚴重：她的齒槽骨高度已被吸收約 30%，這通常是超過六十歲的中老年人才會發生的狀況。我的診斷是「失衡型咬合傷害症」，這樣的病症導致原本五官端正的她，變成了一個浮腫肥胖、眼睛左高右低、臉型左肥右瘦的老態女子。

　　經過六個月的治療，我們處理了她的牙周問題、重新指導口腔清潔方法，並修復缺牙的部分，讓齒列整齊、降低前牙深咬的衝擊力、均衡左右側咬力，X 光的定期追蹤成功控制了齒槽骨的吸收。漸漸地，在容貌外觀上，B 小姐的兩邊臉型對稱多了，甚至連下巴都變尖了！雙下巴的肥腫也消退了！她已不像

當初那個推開診間門的女子，從原本的毫無自信、滿面愁容，
變成愛笑、精神飽滿的青春模樣。

　　最近一次回診時，她笑著告訴我：「真後悔沒有盡早處理缺
牙問題，朋友都偷問我是不是去動了整形手術呢！」看她活得
這樣開心，其實我早已見怪不怪，深知只要做好口腔牙齒的復
康修補，顏面容貌、心理都會大大改變！

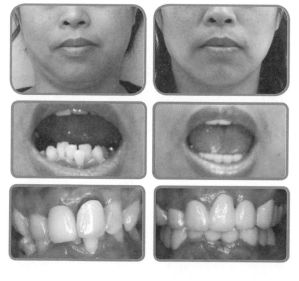

B 小姐原本左右臉
大小不一，嘴角
下垂、下巴浮腫、
下門牙錯亂，治
療後臉型較勻稱、
下巴也變尖。

167

案例C｜**咬合不正**

患者：C 太太，40 歲家庭主婦
症狀：嚴重深咬，咬合不正

一個漂亮的少婦走進診間，她是 C 太太，從她的外觀輪廓其實看不出來有什麼齒列問題，躺上治療椅，我簡單問一句牙齒有什麼不舒服嗎？但她只是搖頭或點頭，再不然就是回答時頭低低的，不敢抬眼看我，我請她張開嘴，檢查一下。嘴巴打開後，我才發現她的下排牙齒幾乎看不到，原來 C 太太是個深咬的患者，下排牙齒完全隱沒在上排牙齒後，外表看起來就像是一直緊抿著嘴唇一樣，雖然漂亮端莊，就也讓人感覺十分緊張。

我替她將下排牙齒咬合高度提昇、減少深咬、調整牙弓的寬度。治療幾個月後，也許是比較熟悉了，她告訴我，她長期深受咬合不正所苦，都不敢開口笑，深怕一張開嘴會被誤認只有上排牙，還得要特意將下巴伸出來，證明自己的確有下排牙齒，只是被蓋住了。現在，她終於不再咬到自己的舌頭和臉頰了。

治療結束後某天，她帶著孩子到診所來看我，跟我說治好牙

齒排列的問題後，她的心情更開朗，自己也發現整個人的面容好像變得比以前更神清氣爽，工作生活好像也更有勁了！

是啊，這就是接受治療會帶來的、美好的意外效果呀！

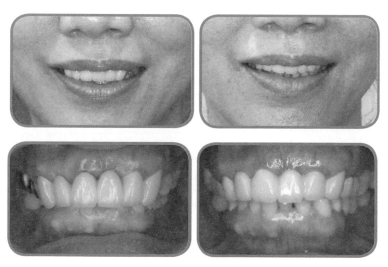

雖然外觀上看不出異狀，但其實深咬情況嚴重；治療後不但恢復正常咬合，下半臉的線條也改善了。

案例D｜臉歪嘴斜

患者：D 小姐，40 歲上班族

症狀：嘴角斜一邊，像是永遠都在生氣

D 小姐是一個比較嚴重的深咬和缺後牙案例。她上班，是秘書性質的工作，總是努力加班卻還是被同事排擠、不得人緣，她努力地想了又想，覺得自己在辦公室向來輕聲細語，很少推拖工作，但老覺得大家都不喜歡她。後來，有一次部門聚餐，大家吃吃喝喝很開心，酒足飯飽後有一位同事脫口而出：「原來妳個性很好耶！之前比較少跟妳接觸，每次見面時，沒談幾句就看妳表情總是冷冷的，還以為妳不想跟我說話呢！」

她告訴我，她的嘴角總是會歪向右邊，似乎是從右側上排拔了大臼齒、左側下排大臼齒也被拔除之後開始的。因為兩側都沒有做任何處理，原以為應該不會有大問題，結果慢慢地，她發現牙齦經常無故紅腫、刷牙時容易流血，有一天照鏡子時，猛然看到鏡子裡的自己，不知道從什麼時候開始，右側嘴角斜向上方，左邊嘴角卻向下垂，也變得愈來愈不敢面對人群。

這類因為牙齒拔除後，造成咬合失衡、咀嚼無力的顏面退

化症相當普遍，對有經驗的修復醫師來說，診斷並不困難，但若是沒有經驗的醫師，就像看皮膚病卻跑到婦產科一樣，不對門。D小姐的治療過程並不繁瑣，主要只是製作牙橋修補缺牙、均衡咬合，升高下臉部的咬合高度，減少前牙深咬重疊，但治療後外觀就有很大的改善，她的嘴角不再歪向一邊，嘴形和唇形都變得漂亮許多。她現在在工作上更開朗、更有自信，自然擁有好人緣，不會再被誤會了。

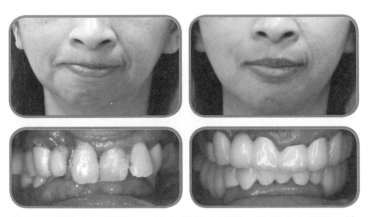

缺牙不補造成的影響比一般人想像中嚴重，只要咬合健康，就能有張好臉。

案例E │ 垂眼老態

患者：E 老爹，75 歲退休銀髮族
症狀：前牙磨損嚴重、嘴唇無法閉合

　　一位七十五歲的老先生，E 老爹，腳還未踏進診間，遠遠地就能感覺到他散發出的老態和愁眉苦臉，他一個人靜靜地掛號、坐在候診室牆角等待；坐上了診療椅，他先向我表明：他年紀大了，沒有幾年好活了，牙齒看看就好，不想花錢！替他做了口腔檢查，發現他上下左右都拔了很多後牙，只能靠前面牙齒慢慢咬；E 老爹說，多年前拔牙後醫師曾建議他裝假牙或植牙，但他覺得人生在世也沒剩多少年，且裝假牙價格又貴，覺得實在划不來。

　　想省錢的結果，就是前牙磨損愈來愈嚴重，導致現在吃也吃不好、營養攝取不夠、體力更差，眼角垂嘴角鬆，整張臉看起來無比老氣又充滿倦容。老妻也怪他三餐很難伺候，愛吃不吃，老在生氣。

　　幾經規勸、一再說明完整的咬合復康治療及配戴假牙的重要性，剛開始他老人家還老大不情願，覺得太浪費錢，於是我改變策略，請他兒子下次回診時一起來聊聊。果不其然， 孩子

總是孝順的，聽完解說，便極力說服父親要把假牙修復，希望能讓他真正享受到三歲知味、含飴弄孫的老年生活。提起可愛的孫子、幸福的家庭，老先生總算點頭答，經過三個月牙齒就都整修好了。

　　此後，E老爹真的一次又一次，每半年都會定期來保養維護、檢查口腔衛生狀況。將近十年的長期追蹤，他的容貌漸漸改變，家人更開心地說老父親好像打了超級肉毒桿菌，臉上氣色紅潤，所有的老紋都不見了！更別說現在經常參加家族聚餐、外出遊玩，愉快地享受樂齡銀髮生活。現在每次回診，都能看見他紅光滿面、眉開眼笑，還會跟醫生護士開玩笑呢！

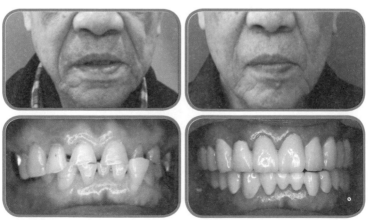

在修復咬合狀況之後，E老爹的面容彷彿年輕十歲，愈活愈年輕。

案例F│**嘴唇消失**

患者：F 奶奶，65 歲退休銀髮族
症狀：扁嘴、假牙配戴不良

　　F 奶奶六十五歲，兒子媳婦都很孝順，年輕時很多人追求的她，其實也很想念年輕時那樣梳妝打扮，擦上過去最愛的口紅；可是，現在薄薄的嘴唇看起來像是老是抿著嘴，就算塗上唇膏也難以散發年輕時的光彩，看不見當年飽滿的豐唇。媳婦陪著來就醫的時候，發現 F 奶奶原來是因為嘴巴裡已經沒剩幾顆牙齒，裝配好的舊假牙又戴了十幾年，戴起來不舒服，就不喜歡咀嚼，因為一咬東西覺得痛、牙齦腫，索性不戴，平日只喝些流質食物。

　　過去可能因配戴不良、牙齦萎縮，導致戴假牙愈來愈不舒適，甚至產生厭惡感，也不願意定期就診調整，在幫她檢查過剩餘牙根的狀況，清潔口腔、拔除紅腫發炎的殘根之後，重新為 F 奶奶配了一副全口假牙，並教導她如何正確使用。再次回

診，她塗上了鮮豔的口紅，開心地告訴我，她現在覺得自己好年輕，很喜歡跟媳婦孫兒一起出去逛街。

新裝假牙治療後，僅僅一年的時間，就讓實際上六十五歲的人看起來像五十六歲！簡直返老還童。我常說：救牙救心，齒到病除！這是兒女的們驕傲，更是老人家的福氣。做了四十年牙醫師，看遍許多富爺爺富奶奶穿金戴銀、出入專車、呼奴喚婢，卻口齒殘缺，延誤多年；我真心認為：比起那些昂貴的禮物、補品，讓老父母擁有一口好牙，才是真正的孝道。

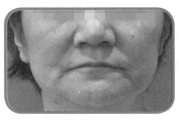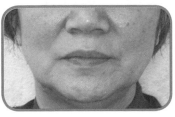

對老人家來說，口腔狀況十分重要，只要恢復正常咬合，身體容貌都更年輕、健康。

Appendix

附錄

面對病患時，他們總是好似有十萬個為什
麼想要詢問，而大眾對牙齒之所以有很多
疑問，是因為它的確是全身功能最龐雜，
且最需要協同任務的器官。

醫生，我有問題！
常見口腔疑問 Q&A

　　許多人對看牙總是怕怕的，對口腔的一切也好像有十萬個為什麼的問題想詢問，以下羅列了二十五個一般人最想知道的牙齒問題，無論是大家最關心的牙周病，還是家中老年人的口腔照護，都讓梁醫師幫你解答。

Q1 刷牙流血就代表有牙周病嗎？

A：刷牙流血通常是牙齦發炎，很可能是牙齒刷不乾淨，除了刷牙外，還應搭配牙線、牙間刷清潔齒縫；若情況持續，應至牙科診所檢查，看是否已罹患牙周病。
患有全身性疾病的病人（例如糖尿病、腎臟病和高齡老人、抗菌免疫功能下降、身體發炎、自我康復能力較差者）也比較容易牙齦流血。

Q2 一旦罹患牙周病就沒辦法治癒嗎？

A：牙周病是口腔慢性病的一種，罹患牙周病的患者需要加強照護自身的口腔衛生，並定期回診。只要控制得當，就不會繼續惡化，復發率也會大幅降低。但大多

數民眾對牙周病的錯誤認知是以為只要勤刷牙即可，卻不知道缺牙不補、咬合傷害對牙周組織的破壞比細菌跟刷牙刷不乾淨更嚴重。

Q3 有人說半年洗牙一次太頻繁，會造成牙縫變大，真的有影響嗎？

A：洗牙是利用超音波將牙結石震碎，只要正確操作，對牙齒的傷害其實微乎其微。洗牙後牙縫變大的原因，不是因為洗牙，是本身的牙縫已長滿牙菌班、厚積牙結石，牙結石清除後牙縫自然現形。若不清除，牙結石會繼續累積，向下壓迫齒槽骨和牙齦，最後的結局就是牙縫更大和牙齒鬆動拔除。

Q4 該如何判斷牙醫的好壞？

A：好的醫師會在看診時詳細檢查診斷口腔的整體狀況，與患者解說、討論，並按部就班地治療；不好的醫師，最常見的就是急著推薦你高價的治療方式，其他的一律不談，這種治療方式看似有效率，很多患者會欣然接受，但俗話說：欲速則不達，若是忽略其他口腔內已有的狀況，結果將得不償失。

Q5 嚼口香糖會讓臉變大嗎？

A： 口香糖的咬力很小，基本上不會有影響。但若長時間頻繁、用力地咀嚼，反而會造成顏面部咀嚼肌群運動疲勞，不嚼動時就心煩氣躁，形成一種生活習慣病，也就是所謂的「成癮」。從醫療專業的觀點來看，嚼口香糖其實沒有益處，且還要花錢又製造了垃圾。

Q6 嚼口香糖有助於咀嚼運動嗎？

A： 先撇除口香糖的咬力小，無助於咀嚼的這件事，其實咀嚼運動要有效，首要是維持健康的牙齒，一天好好吃三餐、細嚼慢嚥，用餐時間不低於 30 分鐘，一天的咀嚼運動就已足夠。

Q7 矯正牙齒有年齡上的限制嗎？

A： 基本上除了齒搖體弱的老年人外，其餘都可以由矯正科和修復科協同診治。矯正牙齒在青幼年時期效果最佳，因骨骼發育還未固定，調整空間較大；中壯年時期因骨骼已固定，矯正療程需時較長。

成年人的矯正有兩大類，一是青少年時的牙齒發育錯亂、咬合不正，但沒有治療，拖到成人才矯正；二是牙齒因不良咬合、咬合傷害，造成牙齒開散移位，需要拉回原位，穩定重建咬合。

Q8 矯正牙齒時醫生說要拔牙才有足夠空間整牙，這是對的嗎？

A： 傳統矯正的學理和技術是為了把擠在一起、不整齊的牙齒排整齊，會拔掉左右各一顆後牙，挪出空間給門牙。但近年的矯正觀念和技術很多是不需拔牙的，主要是用拓寬牙弓的方式提供牙齒排列整齊所需的空間，不單能保留牙齒，也可獲得更自然飽滿的唇頰支撐，顏面美容效果更佳。根據我們診所的統計，大概 80％的矯正病人都不需拔牙。

Q9 只有一顆牙齒不整齊，可以只做單顆的矯正嗎？

A： 如果其他牙齒排列、上下相對位置都正確，只是一顆牙開散移位的話，當然可以只矯正一顆牙。但實際出現這樣情況的病人不多，牙齒矯正就像軍隊的三軍儀隊，每一顆前後左右的牙齒排位都息息相關。

Q10 牙縫愈來愈大該怎麼處理？

A： 前因後果，有果必有因，牙縫愈來愈大，先要找出造成的原因。五十歲以下的青壯年人，若每日正常刷牙，牙縫卻仍然愈來愈大，恐怕不是一般民眾認知的單純牙周病、牙菌班沒刷乾淨造成，最有可能是缺牙不補、

咬合失衡的咬合傷害症。至於已經形成的牙縫，若是在前牙，影響到外觀儀容，可以用填補或陶瓷貼片的方法修補。

Q11 笑齦是什麼情況造成的？有辦法改善嗎？

A ： 笑齦指的是微笑時露出的牙齦過多。造成的原因通常為上顎骨過度生長或牙齦過度增生覆蓋，也有些患者合併以上兩種狀況，多為咬合不正所造成。每位患者的病因不同，可透過矯正、正顎手術、牙冠增長術等治療方式改善。

Q12 嘴巴開合時關節會發出雜音，但不影響生活，有一定要看醫生嗎？

A ： 開合時發出雜音代表牙齒咬合和顎關節、顏面咀嚼肌群三者間的協調出現問題，齒列不齊或牙齒磨耗等，也會造成關節雜音，雖然短時間還不致影響生活，但長期下來很可能造成其他口腔組織的傷害，建議還是儘快到牙科做詳細檢查，找出病因，以免後患無窮。其實身上任何一處關節出現雜音，就像開車聽到馬達機器發出異常聲響一樣，雖然還能開，卻可能是車子故障的警訊。

Q13 咬合不正的定義是什麼？

A： 咬合不正不單是指牙齒有沒有排整齊、上下對好，也是指上下前後左右齒列在運動時是否處在一種協調和諧的狀態——牙齒、牙周、齒槽骨、顎關節和顏面頭頸肌膚彼此不造成壓力、破壞和傷害。許多人長期五年、十年偏頭痛，顏面唇頰、法令紋蒼老扁塌，腸胃消化不良、食慾不振，活得無味無趣，卻不知道病因其實是齒列不良、咬合不正所造成的全身性身心傷害。

Q14 只有缺牙不補會造成咬合傷害嗎？

A： 咬合傷害是綜合性的疾病，是由許多症狀逐漸造成，雖然沒有那麼深奧，但也非一般人認知的那麼簡單。牙齒數目不全或排列不整會造成咬合傷害；牙齒數目齊全，但排列位置不對也會造成傷害；就算看起來排得很整齊，但與左右顎關節的運動不協調一致，也會造成傷害；牙齒自己好好的，但長在齒槽骨上的方位不對，咀嚼衝撞時也可能會讓牙周萎縮、牙床骨吸收，這些都是造成咬合傷害的原因。

Q15 智齒每個人都會長嗎？長了一定要拔掉嗎？

A： 智齒並非每個人都會長出來。有些智齒完全埋在牙床

骨內，沒有萌出，這類智齒稱做埋伏齒；已萌出的智齒，若無擠壓到其他牙齒、沒有蛀牙、牙周發炎的狀況，則不一定要拔除。有時若遇上前面缺牙的情況，矯正醫師會把智齒拉到前方，假牙醫師也會利用智齒當牙橋的支台齒。但現代人飲食逐漸精緻，導致口腔發育空間演變較小，通常智齒長出後會擠壓到其他牙齒或者位置方向不正，容易導致蛀牙等情況，此時便建議拔除。

Q16 植牙有年齡或身體狀況的限制嗎？

A ： 植牙的限制在於牙骨質是否足夠，若骨質不足則須先進行補骨粉、牙床修型的治療，確定骨質寬窄高低、骨密度充足牢靠，再進行植牙。患有糖尿病、嚴重骨質疏鬆、八十歲高齡以上的患者，較不建議植牙，因為失敗和手術風險較高。

植牙真正的限制在於醫師植牙手術和製作假牙的技術好壞，如果本身口腔條件很差和全口無牙的患者要植牙，就要尋找有經驗的醫師，最好是植牙專科和假牙專科組合的協同治療團隊。術業有專攻，單由一種專科統包是不夠理想的。

Q17植牙可以使用一輩子嗎？

A： 植牙能不能使用一輩子，和自己的真牙能不能用一輩子或一台車能不能開一輩子是一樣的道理。那些會造成你真牙被拔除的病變環境和因素，例如：日常口腔清潔、牙周是否發炎、其他牙齒健不健康等，都會影響植牙的牙周和受力狀況，自然也會影響植體的使用年限。植體能用多久，需要患者和醫師共同努力、持之以恆地保養維護全口牙齒咬力的均衡，不單是植體的問題。

Q18如果缺牙但又不適合植牙該怎麼辦？

A： 若是這種情況，就應該加強保護殘留的牙齒，不要輕易拔除，並且裝配活動假牙，分散剩餘牙齒的咬合壓力。切忌懷著鴕鳥心態，一拖再拖、放任不管。

Q19植牙到底好不好？

A： 每個人的口腔狀況不同，植牙成不成功、好與不好，不是單獨植牙手術的問題，反而是跟口腔其餘牙齒的狀況有關，例如：牙周病有沒有先治好、其他有點搖動的牙齒有沒有保固穩定、在齒槽骨內長膿的殘根是否有拔除、蛀牙是否有填補等。如果其他牙齒問題都

不先處理，只急著植牙，結果一定不會好。

Q20 全口假牙跟活動假牙的不同處在哪裡？

A： 牙齒全部拔光，假牙只靠在牙床上支持的，稱作全口假牙。牙床上仍有部分牙齒、沒有全部拔光，假牙由牙齒和牙床共同支撐的，叫作活動假牙。

Q21 什麼樣的假牙才是好的假牙？

A： 好的假牙有五好：

(1) 好食：咀嚼順暢有勁。

(2) 好感：安裝及進食時感覺舒適，不會疼痛。

(3) 好看：顏面外觀、嘴型下巴的輪廓看起來美觀自然。

(4) 好鄰：假牙使用不造成牙齒鬆動、牙床快速吸收。

(5) 好命：假牙材質耐久、不易耗磨、斷裂破損。

Q22 有人說假牙戴久了會讓牙齦萎縮，是真的嗎？

A： 對全口無牙的患者來說，牙齦萎縮和牙床骨吸收是拔光牙齒的後遺症，一旦年齡老化、骨質疏鬆，會更加快牙床萎縮的速度和程度，我們稱作牙床的老化現象。許多患者可能是因為配戴製作不良和不合適的假牙，或者年久失修、沒有固定每年回診維修保養，假

牙型態與牙床基底已不配合，造成咀嚼疼痛，愈來愈不想吃東西，口腔咀嚼機能也跟著退化。就好比鞋子破底了你還穿，腳當然不好。

Q23 老人家年紀已經很大了，還有必要做一副新的假牙嗎？

A： 要不要換一雙新鞋、買一件新衣，不是年齡的問題，是鞋子衣服破了，還能否穿得舒適的問題。從醫學的觀點，假牙使用多年會嚴重磨耗，咀嚼效果就會降低，造成老年人更不好咬；從倫理孝道的觀念，更不該子女住華廈，父母擠破房吧！老人家比年輕人更不能忍受不好的假牙，更需要定期更換新假牙才對。老化新世代的家庭要存老年生活的老本時，也別忘記老舊假牙未來需要更換的老本。

Q24 戴活動假牙就不能擁有良好的咀嚼能力了嗎？

A： 全口假牙就像義肢，需要時間訓練、讓身體適應。因假牙患者的咀嚼力只有一般常人的四分之一，所以進食時除了食物必須切小口外，還咬更多次數，才能讓食物變得細碎，這需要時間與耐心去訓練，一開始可先從比較軟性的食物開始進食，慢慢習慣後，咀嚼肌

力便會增強，就可漸漸吃較有韌性的食物。

總歸一句，活動假牙病人不要挑軟食，要忍耐去吃硬食，若是牙床壓痛，千萬不要不戴或光吃軟食就好，必須趕快到牙科診所調整修理，面對問題才能夠解決問題。

Q25 人老了牙齒就一定會掉嗎？

A ： 牙齒鬆脫與老化並無絕對必然關係，也有老人家到了八、九十歲仍擁有一口健牙。冰凍三尺，非一日之寒，牙齒從小到老，漸漸一顆顆拔除，是牙周病、咬合傷害和蛀牙等各種口腔疾病沒有妥善治療照護的演變過程，就像癌症從發病、第一期到第三期癌細胞轉移，最後掉了命一樣，牙齒拔光其實就是牙齒壽命結束，我稱為齒壽不保，比人命短。

我們提倡齒道的觀念，就是希望民眾的牙齒能到老到死都健康地保存在口腔中，齒與壽齊，齒壽同康，那就是牙醫工作者最高的榮譽。如果人人從年輕時就開始注重口腔清潔，並定期至牙科診所檢查，老了還能吃芭樂並不是夢。

看牙醫前，一定要知道的事

在台灣，每半年定期回診清潔保養牙齒，不單是健保局的健檢項目，也已經成為大多數現代都市人的生活例行習慣。覺得口腔不對勁，想去看牙醫之前，有幾點重要事項你一定要知道！以下整理了十個治療牙齒前，必須要注意的事。

1. 看牙前先潔牙

在去給牙醫師看診之前，建議先把牙齒刷乾淨、清潔口腔，以免口中有過多食物殘渣、阻塞物，有時會影響判斷。如果醫師得先花時間清潔過患者口腔後，才開始診療，也會拉長看診時間。

2. 穩定血壓值

血壓較高的患者，需要控制好血壓再去給牙醫師診治，例如：定期用藥以穩定血壓。另外，有些人看到醫師時會很緊張，血壓就跟著升高，若有出現心悸、頭昏的狀況，一

定要立即跟醫師說明，避免進行拔牙或其他複雜的治療行為，否則容易有休克昏倒的危險。

3. 病史需填寫清楚

在填病歷表時一定要把全身的疾病史寫清楚，不要以為牙科就只需要填寫牙齒相關疾病。像是糖尿病患者，在拔牙時要特別注意，傷口可能血流不止、不易癒合、容易感染；還有，若有固定服用高血壓藥、心臟病用藥的患者，填寫病歷表時也一定要清楚註記，因為醫師會根據各個病患的全身性體能狀況評估治療時程和方式，所以如果有任何疾病史都應該告訴醫師。

4. 是否有藥物過敏

牙科用到的藥物較少，但有時仍會給予消炎止痛的藥物。如果有某些藥物過敏病史的人，必須告知牙醫師。例如，有些人吃止痛藥會眼睛腫、拉肚子；有些人吃黃胺類藥物會起疹子；或是會對麻醉藥過敏等。

其實不只是看牙時需要告知，看每一科都應該主動告訴看診醫師；更好的方式是用一張紙詳細寫下，每次看病就拿給醫師，不必常常重複也避免自己忘記或遺漏。

5. 需告知身體狀況

一定要詳盡告知醫師自己的身體狀況，尤其是正在服用抗凝血劑的患者，洗牙、拔牙都可能造成出血不止；又如懷孕初期的患者，在照 X 光片、用藥、打麻藥時就需要特別注意；如果正在吃感冒藥，醫師在開立止痛藥或其他相關藥物時就會減量，避免重複吃藥，導致劑量太多。

6. 看看醫師是否有更換手套

進入診療室或上了看診椅後，可觀察牙醫師是否在看每個患者時都有換手套。即使是同時治療好幾個病人時，在轉換治療台之間，都應該要更換手套。意即一位患者用一雙手套，才能避免病菌散播、傳染。

7. 重視消毒程序

好的牙科診所會注意消毒設備與防止感染措施。一坐上治療椅可觀察鑽牙機、口鏡、漱口杯、吸唾管等是否都換新、消毒過。如果是有滅菌消毒包裝的都會當場拆封；如果是用布包著放進消毒鍋再拿出來的，護理人員或助理拆開布包後也會用鑷子夾取器具，以避免污染。

8. 每個程序詳細溝通

治療前、治療中，甚至是治療後，都應與醫師多溝通，例如已經填補完蛀牙了，卻仍舊會痛，一定要告知醫師；如果牙齒痛的位置不是那麼確定，就應該請醫師檢查前後、隔壁相連的牙齒，確認清楚。醫師和患者彼此都需要養成善盡告知的義務和溝通的默契。

9. 瞭解醫師的專業

牙科也和一般醫學科一樣有很多細分專科，例如牙周病專科、矯正專科、假牙修復專科、口腔外科等，如果在就醫前已非常了解自己的口腔問題，可直接到醫院找專科醫師掛號，或是找牙科診所中領有該專科醫師執照的醫師診療。

10. 勿頻繁更換醫師

避免經常換診所、找不同醫師看診，建議找一個值得信賴的牙醫師做為家庭牙醫，因為同一位醫師，才能熟悉自己的身體與用藥病史、前後狀況，較能免除更換醫師會有的狀況外風險。而好的家庭牙醫師碰到較複雜病情時，會視情況將患者轉診至熟識的專科醫師治療。牙醫師很特別，是每個人都需要的，也是照顧你到老、一輩子的朋友；若你到現在還沒有找到一位可信賴的牙醫師，趕快加油吧！

玩藝 ③

牙～40年名醫的真心告白

所有看牙的黑洞，讓醫師告訴你：為什麼牙好人不老？為什麼不能亂拔牙？
為什麼咀嚼能美顏？

作　　　者——梁廣庫
採訪撰稿——楊琇雯
整理校對——陳秋香
主　　編——林巧涵
責任編輯——程郁庭
責任企劃——林倩聿
美術設計——鄭乃豪
內頁排版——王麗鈴
董 事 長
總 經 理——趙政岷
總 編 輯——周湘琦
出 版 者——時報文化出版企業股份有限公司
　　　　　10803台北市和平西路三段240號3樓
　　　　　發行專線—(02)2306-6842
　　　　　讀者服務專線—0800-231-705、(02)2304-7013
　　　　　讀者服務傳真—(02)2304-6858
　　　　　郵撥—1934-4724時報文化出版公司
　　　　　信箱—台北郵政79～99信箱
時報悅讀網——http://www.readingtimes.com.tw
電子郵件信箱——ctliving@readingtimes.com.tw
生活線臉書——https://www.facebook.com/ctgraphics
法律顧問——理律法律事務所　陳長文律師、李念祖律師
印　　　刷——盈昌印刷有限公司
初版一刷——2016年6月8日
定　　　價——新台幣280元

國家圖書館出版品預行編目資料

牙～40年名醫的真心告白：所有看牙的黑洞，讓醫師告訴
你！為什麼牙好人不老？為什麼不能亂拔牙？為什麼咀嚼
能美顏？/ 梁廣庫著. -- 初版. -- 臺北市：時報文化, 2016.06
　　面；　公分. --（玩藝）

ISBN　978-957-13-6633-3（平裝）

1.口腔疾病　2.咬合學　3.保健常識

416.9　　　　　　　　　　　　　　　105007077

ISBN　978-957-13-6633-3
Printed in Taiwan